大展好書　好書大展

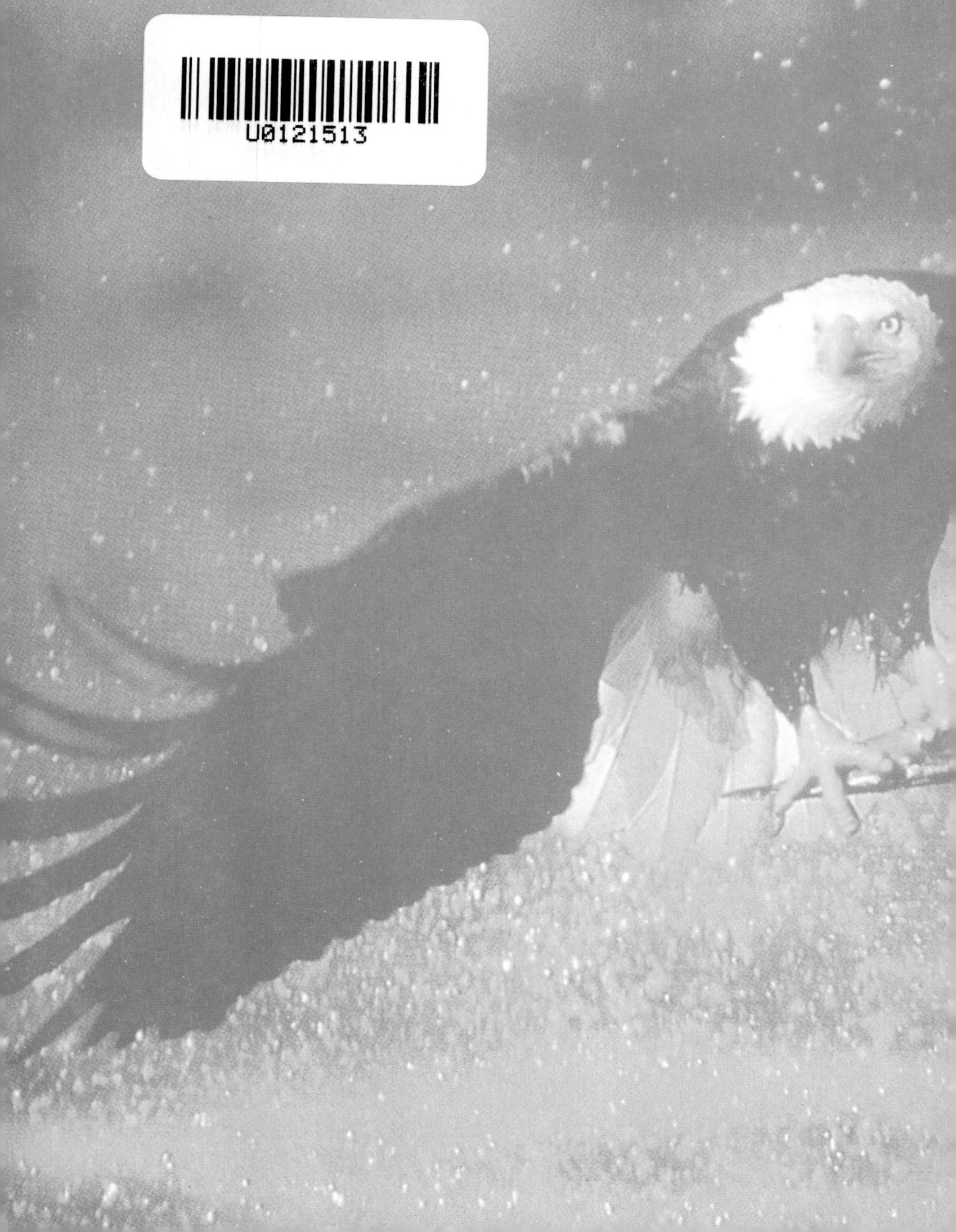

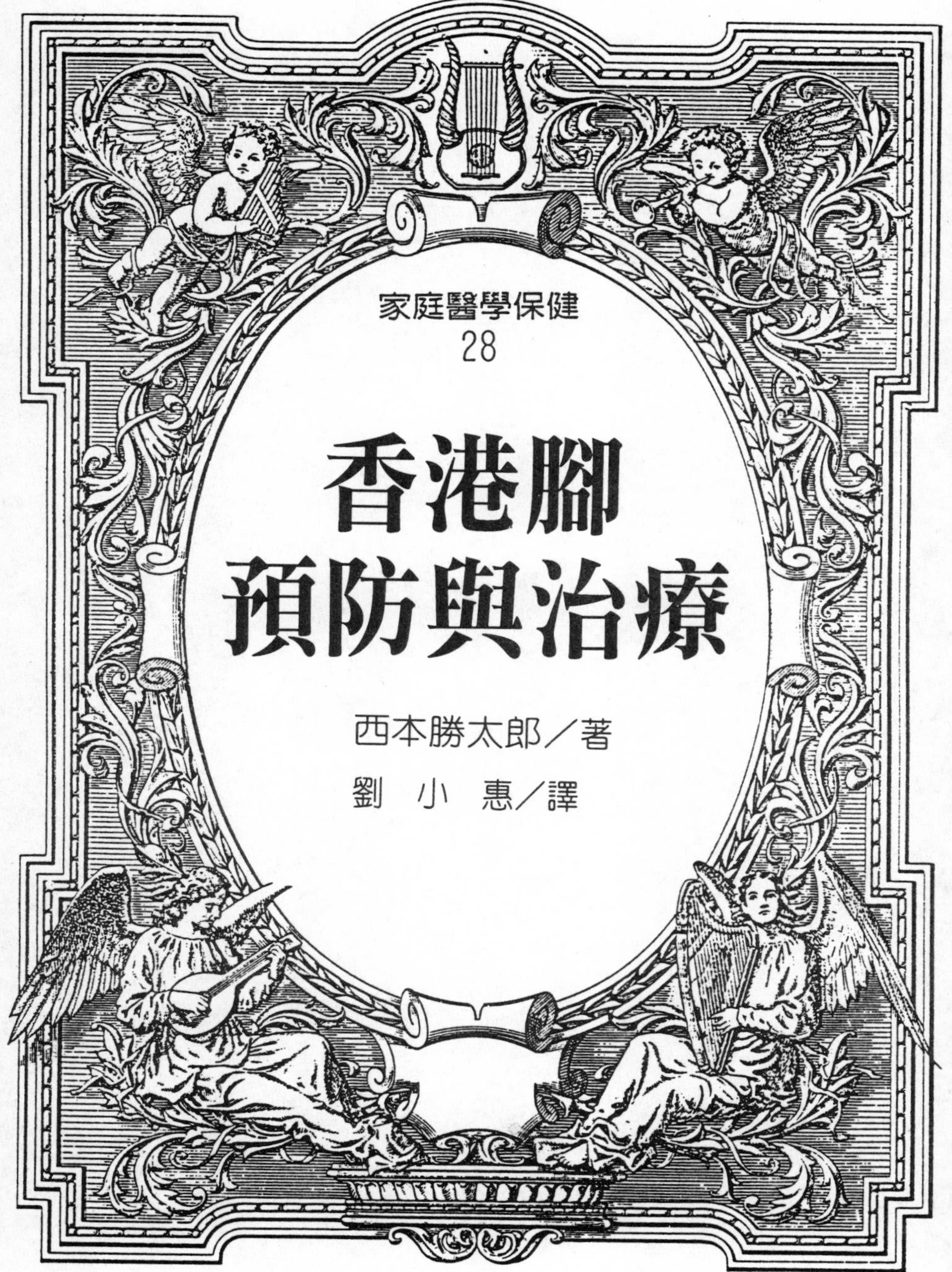

家庭醫學保健
28

香港腳預防與治療

西本勝太郎／著

劉 小 惠／譯

序文

經常聽人說，香港腳是治不好的。每年夏天因為症狀出現而感到煩惱的人，相信更有這種感覺，站在治療立場而言，能夠很有自信的說完全治好的例子實在很少。理由何在呢？答案就在本書中。

作者西本勝太郎博士和我有三十多年的交情。西本博士離開長崎大學後不久，就到當時的東大皮膚科，在我那兒學習真菌(黴菌)，說起來兩人是師徒關係，不過期間很短，在真菌學方面，我只能算是他的啟蒙老師。

後來他又回到長崎大學，靠自己的力量鑽研真菌學，並赴比利時留學，繼續研究，現在成為真菌學的專家，在研究及診療上非常活躍，也是我最親密的朋友。

本書共分三部，第一部為基礎篇，說明香港腳的定義、白癬菌與人類的關係、菌的性質與感染的構造、香港腳的症狀及預防、治療等，熟讀之後，大概就可以了解香港腳很難治好的理由。第二部與第三部則是以Q&A的型式，由香港腳患者或其家人，或是對香港腳抱持關心的人，提出平常的疑問，而由作者回答。文章平易近人，但解說非常詳盡，若非此門專家，恐怕辦不到。

閱讀書籍時通常是從第一頁開始，但是翻開本書，你可以先從Q&A的部分想看的地方讀起，還想知道詳細的情形，再回到第一部閱讀相關項目。也就是說本書具有不管從哪一部分開始閱讀都可以的特色。

我鄭重地向各位推薦本書。

東京醫科齒科大學名譽教授
香川三郎

目　錄

第一部　香港腳的基本知識

白癬菌的感染構造……五〇

足白癬、爪白癬的症狀和檢查與診斷……六四

第二部 香港腳的治療Q&A

香港腳的症狀與檢查、診斷

香港腳的治療

第三部 香港腳的自行護理及預防的Q＆A

香港腳的預防

第一部
香港腳的基本知識

香港腳與皮膚的構造

香港腳是什麼？

各位應該都聽過香港腳，身旁一定也有人因為香港腳而煩惱。香港腳可謂大眾化疾病，那麼，你對它的印象為何？

①、會傳染
②、覺得非常潮濕
③、很癢
④、很難治好

也許這就是各位的感想，但是以下的問題你能作答嗎？

「香港腳的原因為何？」「有什麼治療法嗎？」

這都是最平常的問題，可是有很多你所不知道的真相和疑問，本書將會一一解答。

■香港腳具有兩種意義

香港腳是疾病的名稱。或許你會認為這不是廢話嘛，不過在醫學上沒有這個病名。

很多書中都認為香港腳就是足白癬，而在醫學上也承認具有這些特徵，但是白癬係指白癬菌或皮膚絲狀菌等一群黴菌同類，一旦附著於皮膚就會引起香港腳的疾病。這疾病出現於足時就叫做足白癬。

香港腳這個病名是在使用醫學的足白癬這個用語之前就開始使用的字眼。例如一九三三年所發行的百科事典中就記載著「香港腳：發生於手掌與腳趾，其表皮會形成剝落狀態，俗稱『香港腳』……原本就不是獨立的一病名，在『香港腳』中還包含各種皮膚病在內，主要症狀為汗疱狀白癬（即後述的足白癬的小水疱型）或汗疱。」

也就是說香港腳中的確以白癬菌所引起的足白癬最重要，但是除此之外，像足的皮膚會脫皮或是腳趾趾縫潮濕的狀態，也是一般泛指的香港腳。

皮膚科醫生在不知不覺中，也認為香港腳就等於足白癬，在開藥時亦以足白癬處方，但對患者而言，足脫皮的狀態全都是香港腳，因此，就算不是足白癬，也是使用治療足白癬的藥物，進行錯誤的護理。

本書則將一般足的脫皮或是趾縫之間泡脹糜爛的皮膚變化，使用「香港腳」這個用語，若是由足白癬引起症狀，就使用足白癬稱之。

■足白癬是由吃掉皮膚成分的黴菌所引起的

首先由足白癬談起吧。香港腳患者當中，還是以有足白癬的人佔壓倒性多數。

足白癬是由白黴菌（皮膚絲狀菌）等一群黴菌所引起的疾病。周遭環境中有很多微生物，其中一群黴菌有很多種類，不管是哪一種☆1，這些黴菌同類有可能生長於橘子或麵包上。也就是說白癬就是在皮膚上有一種黴菌，即白黴菌寄生，因此，宿主☆2（人類）產生一連串為了去除白黴菌而生的反應。

皮膚到底具有什麼作用呢？而包括白癬菌在內的黴菌又是何種生物呢？

黴菌是指以毛髮、指（趾）甲等皮膚最外層最重要的成分角蛋白為主食的一群特殊微生物，它附著於皮膚所引起的疾病，就是皮膚絲狀菌症，即一般俗稱的白癬，而出現在足部皮膚的狀態特別叫做足白癬。

白癬菌會不斷增加的部分，嚴格說來就在皮膚最外層的一部分層，所以我們先來探討皮膚吧。

☆1　種　生物分類的基本單位。類似的種聚集在一起成為屬。例如狗和狼屬於同屬，但不同種。
☆2　宿主　一些寄生體（這裡指的是白癬菌）寄生的對象（這裡指的是人）。

皮膚的構造與白癬菌具有何種關係

皮膚是覆蓋在我們身體表面的一層膜，但它不只是一層膜，具有複雜的構造與功能，可說是人體最大的器官。

■不斷更新的表皮

圖1是皮膚構造的橫切面，分作構造與功能不同的兩層。

大家都知道：表皮就在身體的最外層，沒有血管，而它又分成幾層。表皮的基礎就是基底層，係由基底細胞所構成。

基底層的細胞進行旺盛分裂，一方還是留在基底層，一方則脫離基底層，逐漸

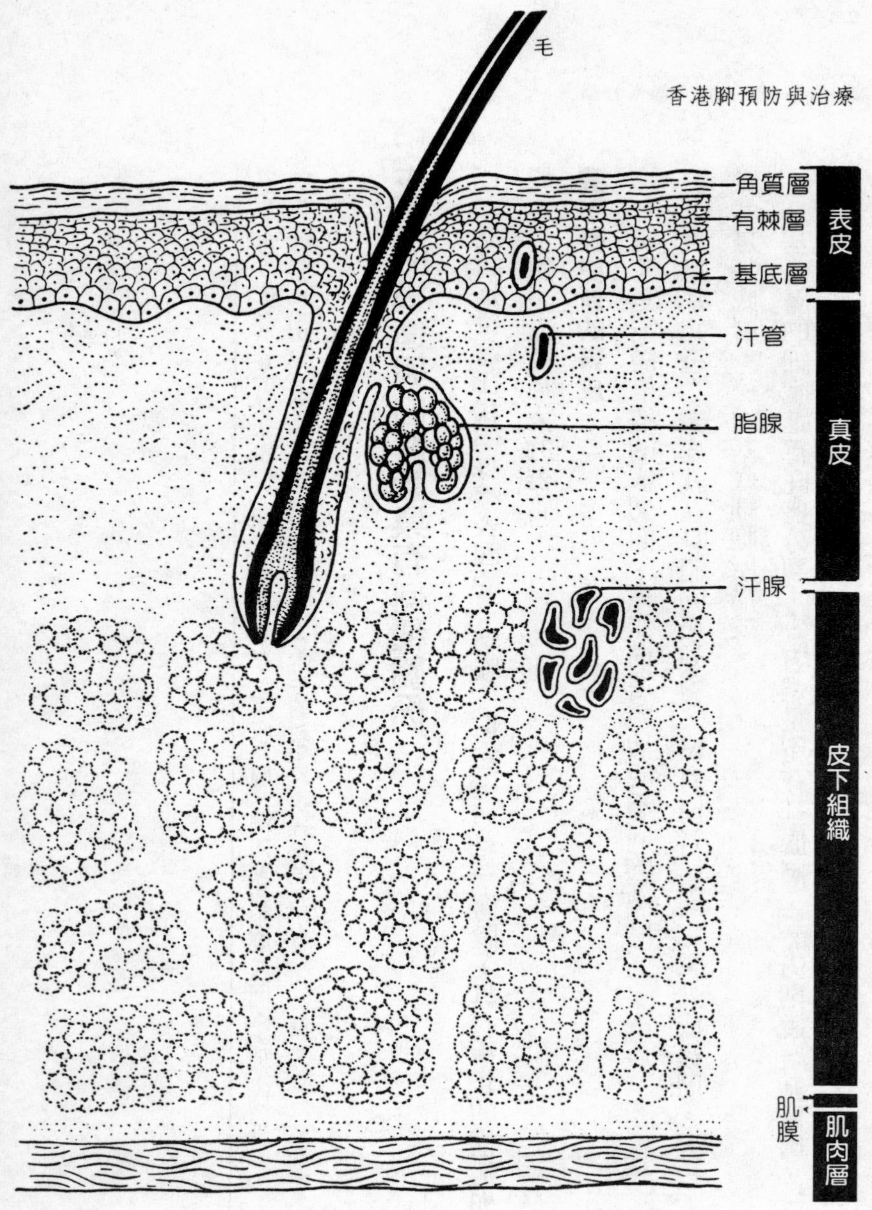

圖 1 皮膚的切面圖　足底皮膚沒有毛和脂腺

朝上方的位置發展，結果反覆進行分裂時，在上層就會形成幾層重疊的細胞層。這些細胞不單只是重疊而已，會製造出角蛋白這種硬蛋白，到了最上層就成為主要以較薄的角蛋白小片聚集而成的皮膚層。這一層叫做角質層，細胞到此死亡，失去核。而每當下方有細胞往上推擠時，角質層就會剝落，所以，隨時都能保持新的角質層，具有一定的厚度和平衡。

角質層的厚度因身體部位的不同而有不同，足底是最厚的，也就是說足底由厚厚的角質層加以保護，堪稱特殊的部位，像指（趾）甲和毛髮則是角質層配合特殊的目的分化而成的，仍以角蛋白為主要成分。

■表皮具有免疫系統的關鍵作用

表皮含有製造黑色素的黑素細胞，以及負責免疫的朗格爾漢斯細胞等。

黑色素能夠吸收紫外線，具有保護核中遺傳因子的作用，皮膚顏色的深淺則是受到黑色素量的影響。

朗格爾漢斯細胞根據近年的研究發現，具有免疫學方面的作用。簡單的說，這種細胞能夠認識從皮膚表面侵入的各種異物，將這情報傳達至在較深處的負責免疫細胞☆1內，具有引起一連串免疫反應的關鍵作用。這些免疫學反應能夠直接或間接處理外界侵入的有害異物，將異物從體內去除，保護身體。

皮膚的免疫學反應大致可分為像蕁麻疹與異物接觸時立刻會產生反應的即時型，或是斑疹反應出現較遲，大約在二到三天後達到巔峰的狀態。斑疹型反應又分為由強酸或腐蝕性物質所引起的任何人都一定會出現的反應，以及漆樹斑疹、化妝品斑疹等只有一部分人才會出

皮膚的構造與外用劑的關係

皮膚吸收外界的各種物質。附著或塗抹在皮膚表面的物質，透過角質層進入循環全身的血液中。物質通過皮膚的管道，包括直接穿透角質層，或是經由毛細孔和汗腺等皮膚開孔處而通過。

但是，正常的角質層不會讓所有物質無限制地通過。只有某種程度以下的分子量物質才能進入，或是角質層中有強力的防護罩，會阻礙物質的進入，這對於保護我們的身體而言，是非常重要的作用。

此外，棲息在角質層中的白癬菌，則必須保護自身，免於被藥物驅除。

將藥物塗抹在皮膚表面時，大部分僅止於角質層。角質層的細胞會陸續更新，因此上方的角質層被捨棄，經過一段時間後藥物的效果就會變淡了。

在皮膚病的治療上，到底間隔多久塗抹藥物呢？依藥物的成分和對菌的作用不同而異，這是必須注意的地方。

現的敏感反應。

像這種只有特定的人才會慢慢出現的斑疹反應，是因為在最初接觸特定物質以後，生物體認識其為一種有害物質，後來再接觸同樣物質時，就會經由一種記憶而產生強烈的排除反應，這就稱作過敏性反應，皮膚大多數疾病的原因和發病過程都與它有關。

☆1　**免疫細胞**　與免疫現象有關的細胞群的總稱。包括淋巴球、巨噬細胞等。

■白癬菌棲息在活的皮膚上產生反應

本書的主題香港腳的黴菌，也被視為附著於皮膚的異物，但是最重要的是引起足白癬的白癬菌，是很喜歡棲息在角質層中的生物，也就是活的異物。而對於這類生物反應的特殊點稍後再為各位敘述。

角蛋白是在身體最外層、具有對外界產生防禦作用的第一線任務，為角質層的主要成分。因此是具有強大力量，能夠抵擋物理、化學影響的物質。為了將角蛋白當成自己的營養加以利用，白癬菌擁有能將角蛋白溶解的酵素（角蛋白酶），反過來說，擁有強力角蛋白酶的黴菌能夠棲息在角質層，而成為白癬菌。

■含有角蛋白的毛髮、指（趾）甲成為白癬菌的攻擊目標

毛的根部被表皮細胞包住，以斜刺入表皮中的型態生長。毛是由中心部的髓質與周邊的皮質，甲小皮等所構成，整體而言就是角蛋白塊，當然也是白癬菌的攻擊目標。

毛根部有分泌脂肪的腺體，由這分泌的皮脂透過毛細孔到達外側，朝周圍的角質層擴散。毛可以利用較小的肌肉而呈直角站立，即雞皮疙瘩狀態，動物藉此保溫，並達到威脅對方的作用。此外，看貓鬚就可以知道，毛也具有感覺器官的作用。

指甲是指尖的角質層變形而成，所以也是白癬菌的攻擊對象。指甲是在甲根部製造出來而朝前伸展形成，各部分的名稱如圖2所示。

■以強韌的構造保護身體的真皮

表皮下方有真皮，在這半流動性的基層中有很多的纖維成分，糾結而形成網路，於其縫隙間有血管和神經通過。通過真皮中的神經，在末端部進行各種分化，而能感受溫度、壓力、疼痛、癢等。

我們平常所使用的皮革製品，主要是將動物的真皮部分加工製成的，由此可知，

皮膚具有彈力，同時也具有強大的拉力，擁有不容易斷裂的構造，保護著內臟。

與表皮相連的管的末端，有製造汗的汗腺伸到真皮中，而且先前也敘述過，從毛根的部分會製造毛的毛根部延伸到真皮，其中一部分會到達皮脂腺。

汗和脂肪通過管到達身體的表面，兩者混合在皮膚表面形成適當的濕氣和柔軟性，而體

圖 2　指甲的構造與名稱

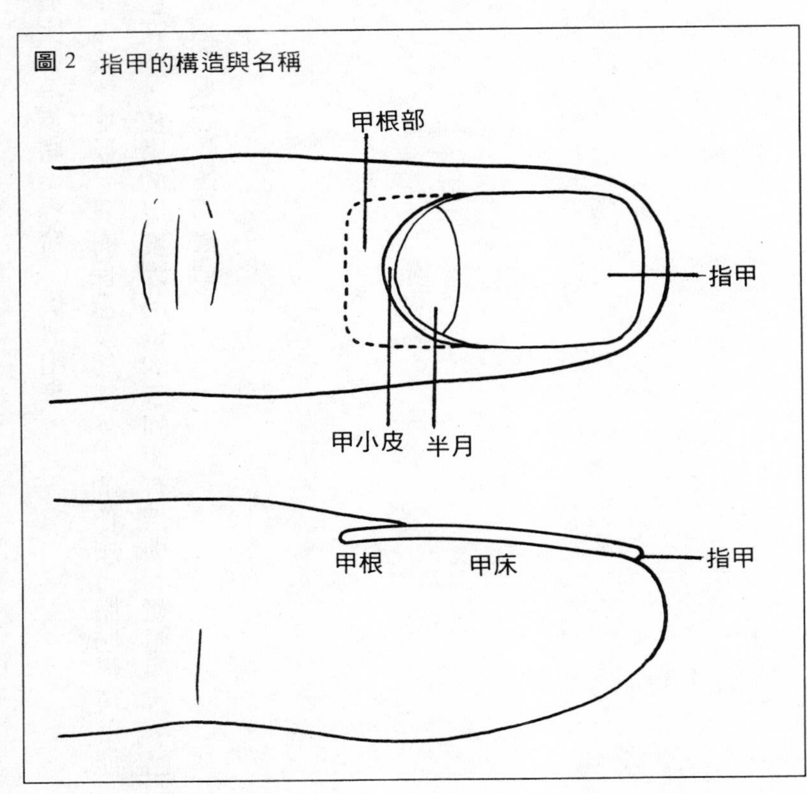

內一部分的物質也和汗與脂肪（皮脂）混合，排泄出來。

皮下較厚的脂肪層稱為皮下脂肪，具有保溫及緩衝外力的作用，脂肪燃燒就能產生熱量。包括皮下脂肪在內，皮膚的厚度因部位的不同而有差別，整體而言，已經發達，分化為能夠非常適合保護身體的構造了。

白癬與白癬菌

「黴菌」是什麼

■黴菌絕對不是低等生物

擺久的食物經常會發黴。在皮膚引起白癬病的菌類，也是黴菌的同類，同時已經完成特殊的分化。

有陣子，大家認為黴菌是植物中最原始的生物，但是詳細調查黴菌之後，發現它的細胞構造與機能已經分化為堪與高等動物或植物匹敵的境界。

現在已經不再單純地把生物界二分為動物界、植物界，在生物群中具有最發達的核☆1者稱為真核生物，其中除了動物界、植物界，還有第三生物群即菌界。

簡單的說，高度分化的生物群分為三群，其中包含黴菌在內的生物群分類為菌界（kingdom of fungi）。

所謂的界（king-dom）是區分動物、植物等生物界最大的單位。而擁有原始核的生物群則區別為厚核生物，其中也含有很多成為疾病原因的細菌類。

屬於真核生物的生物群，與其他的原核生物的生物群相比，個別細胞的大小較大，核有核膜包住是最大的不同點。例如細菌的直徑為一μ（微米：一μ＝一千分之㎜）以下，而真

黴菌寄生於人體就會成為真菌症

屬於菌界的生物群稱為真菌，像黴菌和我們所吃的食用菌就屬於這一類。其中，有一些菌會寄生於包括人類在內的動物或植物身上，在人類的內臟引起疾病。由真菌（黴菌）的寄生所引起的疾病，總括稱為真菌症。

黴菌的種類很多，因此所引起的真菌症也各有不同。但是，到底哪一種黴菌會引起何種疾丙，大致已決定好了。例如白癬菌（皮膚絲狀菌）是由寄生在皮膚最外層（角質層）的黴菌所引起的。此外，棲息在口的黏膜或消化管的黴菌（念珠菌☆2）等，會在特定的場所引起特有的疾病。

角質層也就是身體表面無核細胞（死去細胞）所構成的組織，所產生的黴菌感染症稱為表在性真菌症。包括本書主題白癬，以及皮膚念珠菌症、花斑癬☆3等疾病。此外，還有寄生於身體深處，例如肺炎或腦的黴菌，這些稱為深在性真菌症。表在性真菌症主要由皮膚科醫師處理，利用外用劑治療。這一點與深在性真菌症有很大的不同。

黴菌所引起的人類疾病中，最多的是白癬，原因菌是白癬菌。

核生物則為三～十μ，或者更大。這些真核生物與我們身體的細胞，例如紅血球斑或表皮細胞的大小及基本構造是共通的。

屬於動物界的生物群，特徵是使用口和消化器官來攝取營養，植物群則是藉著葉綠素自行製造營養。這些生物經由分化之後，由許多細胞構成身體，這些細胞再繼續分化，例如動物分化為腦或血管，植物則分化為葉或根等，製造各種器官，能夠更有效地進行營養的攝取。動物或植物為了適應在地球上各場所的生活，或是彼此之間為了奪取食物，因此進行為具有更有效構造的生物，結果分出各種種來。

與這些生物群（動物界、植物界）相反的，黴菌原則上是維持單細胞生活，而維持這種構造完成各種進化、分化，使其能棲息自然界的所有環境中。在我們周圍有幾十萬種黴菌，每種黴菌在環境中為了能有利生活，因而特有的型態和機能非常發達。

☆1　**核**　細胞中含有遺傳因子，由膜所包圍的部分。

☆2　**念珠菌、念珠菌症、皮膚念珠菌症**　念珠菌是經常存在於消化管的一種黴菌。念珠菌所引起的疾病稱為念珠菌症，出現在皮膚時則稱為皮膚念珠菌症。

☆3　**花斑癬**　由花斑菌（Malassezia furfur）所引起的皮膚病，是淺在性質菌症。主要是在年輕人的身體上出現淡的斑點。花斑菌也可以視為人類皮膚的常在菌，在高溫多濕的環境下過度增殖就會形成花斑癬。

白癬是什麼

■白癬有各種病型

白癬的正式名稱應該叫做皮膚絲狀菌症，但是皮膚絲狀菌症又可分為熱帶地方出現的渦狀癬☆1，以及只有部分地區會出現的黃癬☆2，這些都是由與白癬菌類似的菌類引起的疾病，總括稱為白癬病。也就是，具有分解、利用角蛋白能力，寄生於人類或動物皮膚的最外層（角質層）的黴菌聚集起來，就稱為皮膚絲狀菌，因而引起的疾病就叫做皮膚絲狀菌症。但是同一疾病卻有各種稱呼，在本書統一稱為白癬及白癬菌。

白癬當中，除了大家熟悉的香港腳即足白癬，還依病變部位的不同而有腹股溝癬（腹股溝部白癬）、頑癬（體部白癬）、頭癬（頭部白癬）、指（趾）甲的白癬

（甲白癬）等各種病型（圖3）

引起這些疾病的黴菌是白癬菌。白癬菌是由十幾種類似菌聚集而成的團體，正確名稱是白癬菌群（或為皮膚絲狀菌群）。

☆1　**渦狀癬**　分布於熱帶地方的皮膚絲狀菌症的一型。主要在身體上形成漩渦狀的花紋為其特徵。原因菌是 Trichophyton concentricum，是一種皮膚絲狀菌。

☆2　**黃癬**　主要出現在小兒頭部，形成帶菌原結痂的皮膚絲狀菌症。現在國內並沒有症例。原因菌是 Trichophyton。

何謂白癬菌

■白癬菌的祖先在土中進化

雖然略嫌煩瑣，但是在此仍要進一步探索黴菌的話題。

包括人類在內，哺乳類或鳥類等的皮膚的最外層稱為角質層，主要是由角蛋白這種硬的蛋白質所構成，這在前章已有提及。角蛋白是硬的蛋白質，所以一般微生

圖 3 身體各部位的白癬病名及俗稱

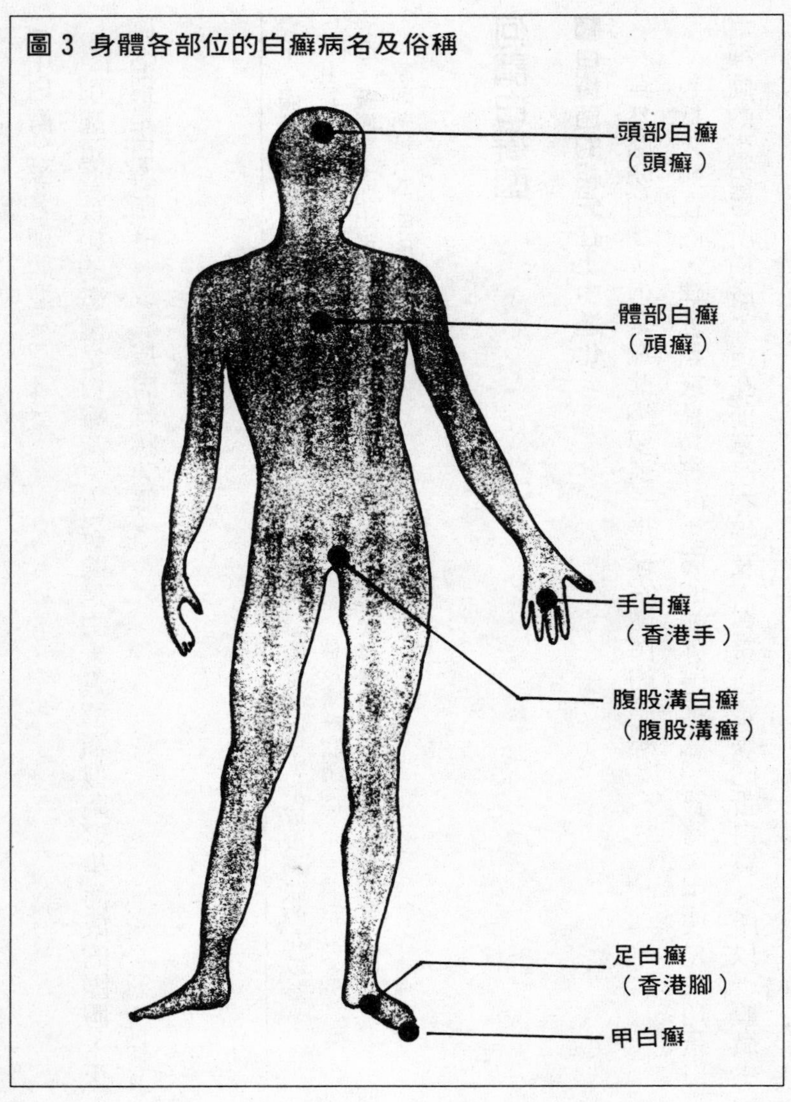

物無法加以分解。關於這一點只要看在土中水果或肉類立刻會被細菌或黴菌分解，可是只有頭髮會長時留下來就可以瞭解了。

但是在土中有很多微生物，也就是說細菌和黴菌會分解利用掉落在泥土上的大型有機物（例如動物的屍體或枯萎的植物等）。如果某種生物不能被其他生物所利用，而另有一種生物能分解利用角蛋白等硬的蛋白質，則這種生物在角蛋白較多的環境，也就是在擁有角蛋白生物聚集較多的場所與其他生物進行生存競爭，當然是非常有利的。

事實上，某種黴菌群就獲得的這種能力，這就是白癬菌的祖先。

某種生物死掉以後，其屍體會在泥土上，所以能夠分解角蛋白的黴菌也會待在土中，一項著名的實驗就證明了這種說法。

已故的比利時溫布爾斯基姆教授，取得各處的泥土，將馬毛（也就是角蛋白塊）放在泥土上。當然人類的毛也可以。幾天以後在土中能夠分解利用這種毛中的角蛋白的黴菌開始增加，所以，教授成功的從泥土中取出白癬菌的祖先黴菌（嗜角蛋白性真菌）。而現在主要棲息在土中，有時會附著於人體而引起疾病的菌，也稱嗜土性菌。

但是對黴菌而言，與其待在角蛋白供給不穩定的土中等待偶然掉落的角蛋白，還不如直接附著於會製造角蛋白的生物（寄生）較為有效。而在這個過程中終於形成能夠寄生在人類和動物的皮膚上的黴菌。

事實上，從土中發現的黴菌當中，有很多是現在寄生在人類身上的黴菌祖先。在調查這些黴菌的生活環☆1（生活周期）時，發現這些黴菌和高等動物以及植物一樣，能夠慢慢的適應複雜的生活環境。也就是說附著於人類皮膚引起白癬的白癬菌，是經由長久的歲月進化而來的。

■在寄生的過程中黴菌開始複雜的進化

黴菌附著於人類皮膚能夠暫時增加，但是黴菌對人類而言是異物（也就是入侵者），因此人類想要藉免疫能力來排除黴菌。

簡單的說，當對人類皮膚有害的物質附著於皮膚上時，由於這些物質引起皮膚同樣的異物排除現象，以接觸皮膚炎（斑疹）為例，各位就可瞭解了。

障礙，因此皮膚就會出現發炎症狀。發炎症狀的結果導致皮膚的組織受損、遭到破壞，因而和有害物質都被捨棄，此時，就由修復系統發揮作用，使皮膚恢復正常。

即使對象是黴菌等微生物，也會出現同樣的情形。但是黴菌與單純有害物質具有其根本不同的地方，則是黴菌是活的，它會不斷的進化。

所有的生物都是由細胞核中的核酸物質所控制的，人類所有的構造與機能是由這個生物所具有的核酸程式來決定的。一旦核酸因外部的刺激而受損時，大都能完全修復，但是有時候會維持原狀，或是修復與以往不同的物質而仍持續核酸的功能。這就是一般所謂的突變現象。

在一群生物中出現幾個突變的個體時，這些個體就會具有一些微妙的不同能力。這種能力差與當環境改變時是否能夠殘存下來，也就是指是否能適應新環境有密切的關係。能夠適應新環境的生物群會不斷增加而後固定為新的生物群，這種藉著反覆突變而形成新生物群，就是生物的進化。

然而事實上並不是這麼單純，不過具有分解土中角質蛋白能力的黴菌，其演變為人類皮膚的病原菌的過程，就是由這種情形產生。

在剛開始時，即使嗜角蛋白性真菌附著於人類或動物的皮膚上，也會被人體的免疫力加以排除。可是在身體表面會引起某種構造變化的黴菌，將不會再受到宿主人類的免疫能力或感知異物的能力的刺激，而能在皮膚上生活，像這種黴菌能夠長久停留在人類的皮膚中，而這時又形成新的一群，漸漸的能夠適應在人類皮膚中生活的一群，會變得越來越發達，而成為像現在寄生於皮膚上生活的黴菌。

同樣的進化現象，在我們所知的各種微生物病原菌上都可能發生，而且宿主（人類）與寄生體（微生物）的交往期間越長，則宿主的排除反應越小。

這種關係更進一步時，就會成為人體的常在菌。這些微生物棲息在人體的某個場所，就有阻礙新的寄生體（大都是有害的入侵者）定居於此的作用。也就是說對宿主而言，這些微生物的存在反而會製造利益。寄生於皮膚的白癬菌的一部分，我認為現在已經快到達這種階段了。

☆1 生活環　某種生物，從個體的發生到成長、分裂或生殖，再回到原先階段的週期稱為生活環。

■白癬菌有哪些種類

目前在人類的皮膚形成白癬的原因菌有十幾種。這些菌的分布，因地理的或時代的演變而產生變化。例如，現在我國足白癬分離出的菌幾乎都是紅色菌（Trichophyton rubrum）或者是趾間菌（Trichophyton mentagrophytes, var. interdigitale），這二菌種佔原因菌種的頻度的將近九〇％。像這種會特別附著於人體的菌就稱為「嗜人性菌」。此外，有時候也會分離出其他幾種菌，但非常少見。

除了紅色菌、趾間菌以外，在我國由人體分離出的菌種名以及原有宿主和棲息場所和在人體會產生主要病變，整理如表1所示。

其中犬小胞子菌（Microsporum canis）原本是由附著於狗和貓的白癬菌分化而來的，這二十年來，隨著飼養寵物的流行，從人體的白癬中也分離出很多這種菌，因此非常有名。

疣狀菌（Trichophyton verrucosum）這種白癬菌是牛頑癬的原因菌，有時候會成為酪農頑癬的原因。像犬小胞子菌或疣狀菌等這些原本以動物為宿主的菌，就稱為「嗜獸性菌」。

由此可知，像白癬菌群這麼大的菌類，每一種與每一種都會朝著向特定宿主寄生的方向分化，但是當其有機會與能力時，便會對其他種動物造成感染。

表 1　主要白癬菌種及宿主或棲息場所和主要病型

菌種	宿主、棲息場所	主要病型
[嗜人性]		
紅色菌(Trichophyton rubrum)	人	足白癬、體部・腹股溝白癬
趾間菌(T.Mentagrophytes)	人	足白癬
堇色菌(T.violaceum)	人	頭部白癬、體部白癬
腹股溝表皮菌(Epidermophyton floccosum)		腹股溝白癬、足白癬
[嗜獸性]		
犬小胞子菌(Microsporum canis)	貓、狗	頭部白癬、體部白癬
疣狀菌(T.verrucosum)	牛	體部白癬
[嗜土性]		
石膏樣小胞子菌(M.gypseum)	土	體部白癬

足白癬的患者有多少?

■真菌症的患者占皮膚科門診患者的一〇%

現在我國足白癬的患者到底有多少?這是很難回答的問題,只能以藥物的銷售量以及醫院、藥局的患者數來估計,大約為總人口數的十分之一。

由抗真菌劑的銷售量來估計時,銷售藥物名稱為抗真菌劑或抗白癬劑。在藥局的店頭,想要購買藥物的患者,都會認為這些都是治療「香港腳的藥物」。這些患者幾乎都是足白癬的患者,但是很多人都自行判斷,並沒有接受醫師的檢查,只是購買治療香港腳藥物而已,因此十分之一的數字也只是保守的估計。

正確的數字還是要由診斷患者皮膚科醫師

的資料來估計，不過並沒有對一定區域的居民進行檢診的資料，只能夠由普通門診患者的資料來加以推測。

一般的皮膚科診療所（開業醫師）以及綜合醫院的皮膚科的患者頻度，在皮膚科患者整體當中，真菌症患者大約為一〇%左右。而且越往南則越有增加的傾向。

在真菌症患者當中，白癬所占的比例為九〇%，而足白癬的患者又占其中的七〇%左右。不過這個數字在大型醫院或診療所有很大的差距，只供各位參考而已。

實際的門診診療，除這些患者以外，還有誤認為是真菌症的疾病來接受診治的患者。因此，我想以後真菌門診的受診數應該會增加。

在一群皮膚科的患者當中，異位性皮膚或接觸皮膚炎（斑疹）等濕疹皮膚炎群占最多，為三〇～四〇%，而次多的則是真菌症。

■高齡者足白癬的比例較高

在我所服務的長崎市立市民醫院的皮膚科，當然都是以皮膚的異常為主訴☆1而來醫院的患者為主要的診療對象。有的人一開始就是治療足白癬或香港腳，但是有的人事實上是為了診治別的皮膚病才偶而發現足白癬，因為我是專門研究真菌症的專家，所以可能這種症狀的患者比別家醫院更多。而我發現足白癬的患者，隨著年齡的增長有逐漸增加的趨勢。

從一九九四年的春天到秋天，來到我門診的五十歲以上的所有患者，我都進行有無罹患包括足白癬在內的真菌症的調查，主要數字如表2所示，以供各位參考。

也就是說在長崎市立市民醫院的皮膚科，五十歲以上的患者有二五%罹患足白癬，假如國內的人口構成與長崎市相同，則我國五十歲以上的人約四千萬人，其中有一千萬人罹患足白癬。

四十歲以下的足白癬患者的比例稍減，但在人口中所占比例較高，因此若加以計算，在全人口中有一千五百萬～二千萬人患者。

由表2就可了解占全人口各年齡層的足白癬患者的比例，會隨著年齡的增長而增高。而四十歲以下，這個傾向更為明顯。

這也就是說足白癬不只在皮膚科，就全人口而言也是

表2　1994年度足白癬患者調查成績　（長崎市民醫院皮膚科）

年齡層	罹患足白癬的患者數／全患者數（%）	
	男性	女性
50～59	31/134(23.1)	34/163(20.9)
60～61	62/225(27.6)	41/187(21.9)
71～	70/268(26.1)	49/206(23.8)
小計	163/627(26.0)	124/556(22.3)
計	287/1183(24.3)	

比例占據較大的皮膚病，而且一旦離開醫院以後，除了足白癬以外，類似的皮膚病，甚至極端的說，足的皮膚病對於患者而言似乎都將其視為香港腳。因此，如果以患者的觀點來看，足白癬的頻度應該更高。

此外，還有一些既癢且濕，讓人覺得很不舒服的趾間型☆2或小水泡型☆3的足白癬，隨著年齡的增長會成為沒有自覺症狀的角質化型（角質增殖型）足白癬☆4。也就是指當症狀消失後，其外觀上變乾燥，足底變硬，這時便很難與生理的、年齡的角質化傾向加以區別。

在這種情況，本人可能認為香港腳已經好了，像這樣的例子很多。所以實際上足白癬的患者數和香港腳的患者數不明的理由就在於此。

根據長崎市立市民醫院的皮膚科資料顯示，目前的情況如下：

①、足白癬患者的比例隨著年齡的增長而增加。

②、門診診治的足白癬患者，幾乎以往都曾經接受過一些治療。一旦罹患足白癬以後，似乎沒有完全治癒的人。

③、高齡者長期患足白癬的傾向更強，而且隨著年齡的增長成為角質化型或甲白癬者的比例增高。

☆1　主訴　對於患者而言，成為最嚴重問題的症狀。

☆2　趾間型（足白癬）　趾縫泛白泡脹、脫皮型。

☆3　小水泡型（足白癬）　足底和腳趾根部出現小水泡型。

☆4　角質化型足白癬　也稱為角質增殖型足白癬。原因大都出現在紅色菌，容易合併甲白癬出現。

■症狀較輕的潛在患者較多

由以上可以了解，足白癬治療的最大問題點就在於「一旦罹患足白癬的患者很難完全治癒」。至少在以往是如此的。

有很多患者到皮膚科門診接受治療，每年都有新的抗白癬劑或抗真菌劑上市，但是為什麼這種情形卻一直持續下去呢？足白癬的治療藥非常多，而新治療藥及治療法的開發不斷在進行著，並不亞於其他的疾病，那麼到底是哪裡出錯了呢？關於足白癬治療的問題點還要再深思一下。

圖4是國立仙台醫院皮膚科的笠井達也醫師的資料。從這份資料可以了解到四十幾歲以下的年齡層罹患足白癬的比例較低，而人口卻比較多。也就是說在人生的

活動期、生產期的人當中有很多足白癬的患者。而對於活動、生產期的人而言，足白癬會成為重大的皮膚病或職業病的理由即在於此。

但是以往所產生的資料，都是說明全人口到底有多少足白癬患者的存在，可是其中事項還有潛在的患者數。

換句話說，在這些患者當中的確有足白癬，然而由於其症狀很輕，以致於連自己都沒

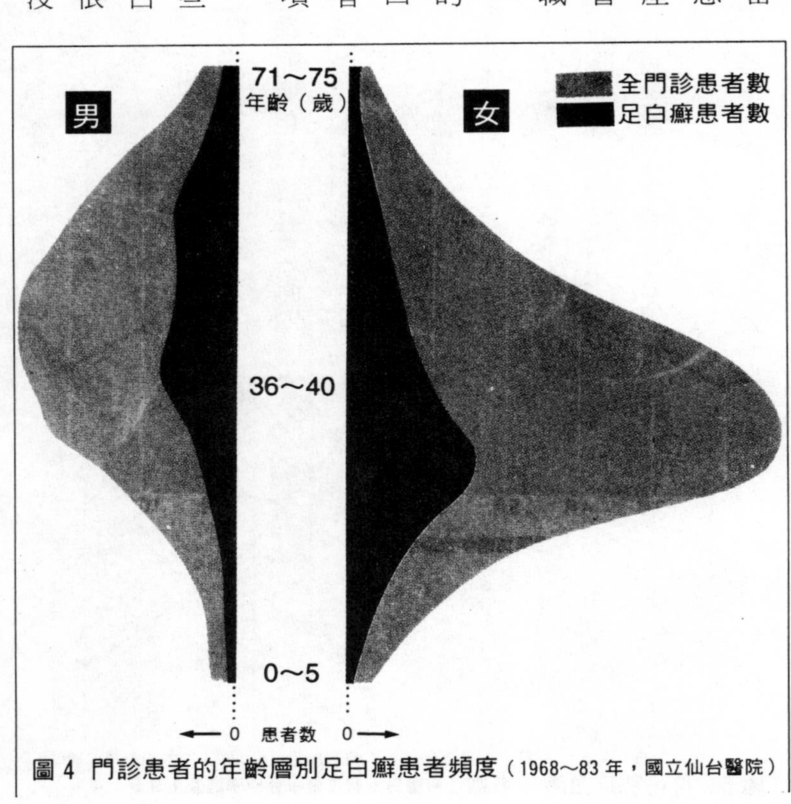

圖 4 門診患者的年齡層別足白癬患者頻度（1968～83 年，國立仙台醫院）

有查覺的患者仍然很多。也就是說即使罹患足白癬，而實際到皮膚科就診的患者並不多。因此會到皮膚科就診的患者，大部分都是因為現在有某些煩人的症狀才會去就診。

■初夏開始急增的患者數

每年門診患者數的季節變化，也就是說因足白癬而去看皮膚科的人到底具有哪些季節的特徵呢？

請看圖5。這是最近日本醫真菌學會所進行日本各地的真菌症統計所挑選出來的資料。

看資料就可以知道足白癬的問診受診數（縱軸），在五月開始急速增加，隨著夏季結束時而開始慢慢減少。也就是說足白癬是在高溫多濕的環境下較容易發生。

大多數的患者都是因為足白癬的症狀而去

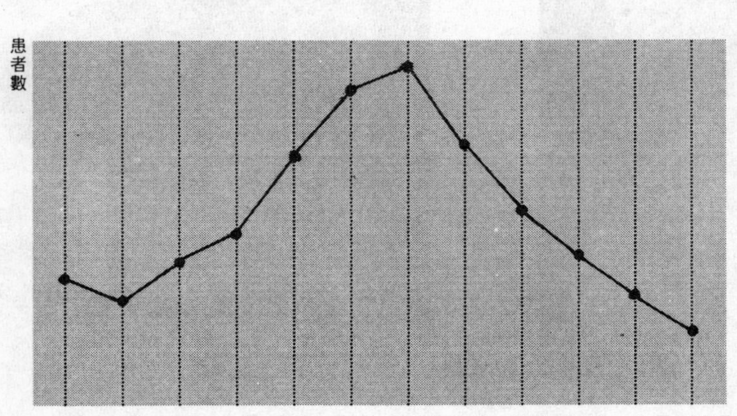

圖5　月份別足白癬患者數（根據日本醫真菌學會疫學調查1991年度）

看皮膚科。換言之，這些人都是因為在這個時期症狀惡化而去看醫師，經由治療症狀好轉就停止受診，結果，翌年又出現同樣的情形。

這一點成為稍後為各位敘述的足白癬的護理和控制的重要啟示。

由皮膚科醫師的觀點來看「香港腳」

■雖然重要卻被忽略的「香港腳」

在此就以皮膚科醫師的立場為各位探討一下香港腳。

先前敘述過，香港腳是一般人的稱呼，其意是指在足所形成皮膚脫落之皮膚病的總稱。的確其中是因白癬而引起的皮膚病變，以足白癬為最多。因此，很多人會誤以為「香港腳」等於「皮膚科的足白癬」，或者我應該說有些皮膚科醫師認為「香港腳」等於「足白癬」。所以醫師和患者之間有一些錯誤的認識。

遺憾的是，香港腳對皮膚科醫師或患者而言，似乎都不認為是重要的疾病。

香港腳的患者數占皮膚科門診患者的一〇%以上，但很難治癒，是很麻煩的疾病。由於這種疾病很難治癒，因此，使皮膚科醫師喪失治療這種疾病的興趣。

這種疾病不會致命，即使罹患香港腳，發癢等症狀也不會一直出現，因此變成只要接受診斷拿藥物，便可暫時緩和症狀。

而在治療法時，作用機序☆1和劑型類似藥劑很多，治療法幾乎都是相同的，所以，很多醫師都認為香港腳不是什麼大不了的疾病。

■沒有耐心持續治療，容易再發

這種疾病很難治療，即使治療後症狀好轉，但仍很容易再發。因此，為了防止其再發，就必須在皮膚的症狀消失而接近正常狀態時，繼續接受診治，並使用藥物方可。但是很多患者在症狀消失後便停止治療，也就是沒有耐心的持續治療，所以便成為足白癬再發的理由。其因有本人不想再治療，而皮膚科醫師也不會為此花工夫去說服患者治療。但在事實上，疾病的治療應該是醫師與患者的共同作業。

■成為引發其他疾病的關鍵也可能會傳染給其他的人

香港腳對皮膚科醫師而言具有重要意義，可能成為身體其他部位疾病的引發關鍵，同時也會傳染給周圍的人。

中年以後的人，當其頭和臉出現白癬（頑癬）時，調查感染源則為足白癬，這是非常重要的一點。根據我的經驗，中年以上的男性，在鬍鬚部分出現白癬的患者，幾乎都有足白癬的現象，而患者大都是在門診診察時，才發現自己有足白癬或根本不說自己有足白癬的毛病。

如果在門診診斷兒童的足白癬，則其家庭中一定有足白癬患者的存在。想明白這類的狀況以及考慮對於足白癬的感染和有效的預防法，是身為皮膚科醫師的工作。由於沒有處置足白癬，因此使病巢不斷的擴大，甚至侵入指甲造成甲白癬。在治療的項目中也為各位談起過，甲白癬現在是最難治療的白癬病型。

其他，糖尿病的患者，可能因為足白癬和香港腳而引發症狀更為強烈的細菌感染，嚴重時甚至要切斷足。

因此，我認為比起外觀的症狀而言，香港腳應該是皮膚科醫師更應注意的疾病。

然而我認為白癬這種疾病，是白癬菌和人類這種完全分離的生物，在不知不覺當中卻互相干涉雙方的生活面而保存某種共存關係的狀態，這的確是頗耐人尋味的現象。

☆1　**作用機序**　某種藥物，對於目的細胞的何種代謝經路會產生何種作用，效果是否會出現，稱為作用機序。

白癬菌的感染構造

如何形成白癬

在前面已敘述過，足白癬就是白癬菌附著於人類的皮膚，而不斷的增殖所引起的皮膚疾病。因此「為何會罹患這種疾病？」其意與「菌類會出現在何處？如何會附著於人類的皮膚？在何種條件下增殖？」同意。

■在人類周圍的白癬感染源

剛出生的嬰兒當然沒有足白癬。當成長到某個時期或者長大成人以後，由於某種機會而使黴菌附著。那麼，引發足白癬原因的黴菌會存在何種場所？

先前已談及過，造成人類白癬的原因的黴菌，因其原有的宿主或棲息場所的不同而分為嗜土性、嗜獸性、嗜人性。而實際附著患者身上的黴菌，例如嗜土性的黴菌，是由石膏樣小胞子菌☆1所引起的頑癬，可能是因為在泥土上遊玩或接觸到踩泥土的動物而發病。所以成為足白癬原因的黴菌，幾乎都可將其分類為嗜人性（參照表1）。

■看似健康的寵物也會有白癬菌附著

首先就以人類以外的動物為例，來探討一下白癬在集團內是如何保持的。

以人類以外的動物為原有宿主的白癬菌，稱為嗜獸性（白癬菌），關於這白癬菌，在最近被人發現頗耐人尋味的現象。

有一種叫犬小胞子菌☆2的黴菌。同樣的菌如果附著在貓身上就稱為貓小胞子菌，這兩者是同義語，而這種黴菌是狗貓等頑癬的原因菌。

這種菌從一九七〇年代開始，隨著進口寵物而進入日本，且漸漸在全國擴大，甚至在人類也出現很多頑癬患者。像這種例子，就表示經由飼養的貓狗而把菌感染到人體上。

除了貓之間的感染外，還有寵物店的籠子裏或家庭及其附近的貓同類的接觸，也會引起這種感染。

這種黴菌所引起貓的皮膚病就稱頑癬，在貓的臉和身體會出現斑點，同時會引起脫毛的現象。尤其是小貓，一旦開始罹患這種疾病時，其症狀非常強烈。而由其病變部取出皮膚和毛來檢查時，會發現寄生很多的白癬菌。

在自然界類似貓的這種疾病並不需要任何治療，隨著成長，症狀自然就會減輕。看起來好像治療好了，但是這種看似健康的貓，我們也能以各種方法發現白癬的原因菌黴菌。也就是說這一類的貓，其白癬並沒有完全治好，只是單純健康的帶菌獸而已。在這種狀態下，這種貓如果不加以治療，恐怕一生都將會持續這種疾病。

這種貓並不是罹患疾病而是擁有病原菌，在這種狀態下，很自然的會將菌散佈於四周。凡是接觸到帶菌的貓或是接觸到散佈在周圍的菌類的貓，也會感染到這種菌，所以這種菌在寵物之間就會不斷的保持者。

如果家中飼養帶有這種菌的貓，那麼飼主也同樣會被這種菌污染而出現頑癬。

雖說有菌附著，可是不會立刻成為頑癬。要成為頑癬，首先是引起疾病的菌有機會附著於皮膚，同時不能被沖洗掉，必須能夠停留在皮膚表面一陣子。等到遇有適當的溫度和濕度時就會增加，並且要放置到能夠侵入皮膚某種程度的深度為止，這些都是必要的條件，絕不會因為偶然的機會而大量增加。

因此，有機會接觸小貓的兒童和女性較容易罹患頑癬，而且常碰貓的下巴和頸部、手臂較容易出現病變。而實際觀察患者時，發現的確如此。所以皮膚科醫師，由頑癬的皮疹☆3分布及皮疹的性質，推斷是因為犬小胞子菌所引起的感染症。為了確實診斷，還必要進行一連串的真菌學檢查。

在此所謂的皮疹的性質，指的是由犬小胞子菌所引起的頑癬中具有的獨特症狀。

例如，由寄生於人類的嗜人性白癬菌這種重要的紅色菌所引起的頑癬，發炎症狀較少，在每一病變的中央部有好像輕微濕疹，似是變化和色素沈著的現象，其症狀非常穩定。而由犬小胞子菌所引起人類的頑癬、皮膚的發紅症狀強烈，或者會形成小水疱，具有強烈的發炎症狀特徵。

此外，犬小胞子菌的頑癬，一個一個的病變較小，由數個聚集起來也是特徵之一。因為發炎症狀強烈，所以能夠在較早

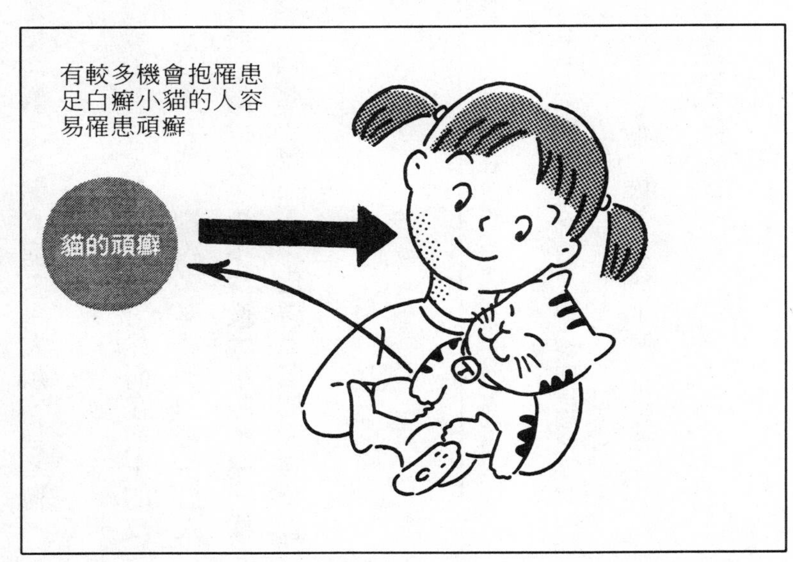

時期查覺到。這些現象證明了寄生體（這是指白癬菌）與其宿主（人類、貓、狗）的關係非常密切。

主要以貓或狗為宿主的犬小胞子菌，偶然附著於人類的皮膚，然而在宿主的皮膚上對這些菌卻會產生強烈免疫學的反應，並且想要加以排除。至於朝向寄生於人類皮膚的方向持續分化的紅色菌，一旦附著於皮膚以後，也不會像犬小胞子菌一樣刺激宿主☆4（人類）的免疫學的排除構造。因此，會在人類皮膚上增加，同時直接傳染給新宿主的機會也增加。

☆1　**石膏樣小胞子菌**　學名 Microsporum gypseum。主要棲息在土中，是角蛋白分解能力極強的一種黴菌。有時會感染到人類的皮膚而形成頑癬。

☆2　**犬小胞子菌**　學名 Micrcosporum canis。以貓、狗為主要宿主的一種白癬菌，經由接觸傳染，有時候會使人類產生頑癬。

☆3　**皮疹**　肉眼就可以看到，或是摸起來可以發現皮膚的變化。依其性質的不同，可細分為紅斑、白斑、糜爛等。

☆4　**宿主**　某種寄生體（這裡指的是白癬菌）寄生的對象（這裡指的是人）。

人類與白癬菌的關係如何

接著來探討一下人類與周圍環境中的嗜人性白癬菌。

■散佈於居住環境中的菌為主要感染源

來自土中或是動物皮膚病變而直接附著於人類皮膚的白癬菌在皮膚上增殖，具有形成病變的可能性。同樣的，人類皮膚的病巢菌，也可能直接附著於他人的皮膚而形成新的病巢。

但是與動物白癬不同的情形，就是人類足的白癬之足病變，直接在他人皮膚上增加的機會，像親子之間是不太有這種機會。而是在別的部分形成白癬（頑癬等），然後朝足延伸，或者經由其他的管道而使足附著菌，以致引起足白癬。

但是詢問足白癬的患者，幾乎一開始感染就是足白癬，所以我認為一開始形成頑癬，然後再慢慢延伸到足的例子比較少。也就是說，在我們周圍的菌附著於足並且於足增加，因而形成足白癬，這種想法才是正確的。

比較有可能性的，便是光著腳踩在很多人走動的游泳池或浴室。事實上在這些場所，利用收集地面的垃圾或特殊方法因而發現了有很多的白癬菌。當然如果共用鞋子、襪子、涼鞋等，則感染的機會就更會大增了。

讓足白癬的患者的足踩在白癬菌用的培養基的表面，結果培養基中的菌增加了。此外，以棉花棒等擦取足病變部及其周圍的皮膚，而放在培養基中培養時，同樣的菌能夠成長。也就是說，足白癬的患者在環境中散佈這一類的菌。

其次是散佈在周圍的白癬菌到底能夠生存多久的問題。關於這一點很難用實驗來加以證明。有的實驗報告顯示，如果在乾燥的場所，白癬菌能夠生存幾個月，但是就我們所調查範圍發現，足白癬病變部表面的皮膚放入玻璃瓶中時，皮膚中的菌在一～二個月就會死亡。而足白癬患者家中的垃圾，卻沒有發現很多的白癬菌，尤其治療後幾乎都看不到的。所以，我認為如果不是在條件很好的場所，白癬菌大概只能生存數週。

■共同生活製造了「香港腳」的擴展場所

在團體生活中，到底足白癬患者發生的情形如何呢？為各位介紹參考的資料。

我們曾經在某個設施（宿舍）調查二十幾名女性集體發生足白癬例子的經驗。發現腳趾縫的確泛白泡脹而且開始脫皮。也就是說有半數的人都有香港腳的症狀。可是詳細調查原因菌時，只有幾個人在顯微鏡下發現菌的存在。而且不只是一種菌種，換句話說，這資料顯示並不是由一個患者而傳染到其他的人。

結果，我認為原因是因為住在那裡的女性，她們經常穿著的制服的配件之一的鞋子，造成香港腳多發。

所以一方面治療患者，一方面要患者保持清潔乾燥，後來就沒有問題了。

這事成為稍後為各位敘述的香港腳控制的一大啟示。

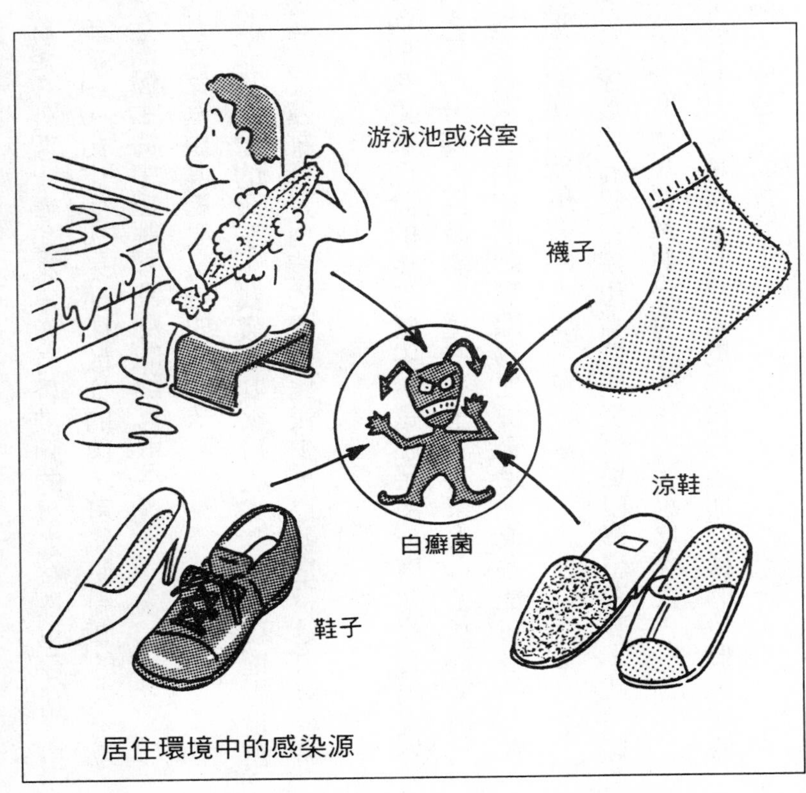

居住環境中的感染源

而令我感到興趣的，就是在外觀上看起來不像有香港腳的幾名女性也存在了白癬菌。這一點顯示在團體生活中，由患者病變部所散佈的菌，可能使周圍的人出現足白癬患者。這經驗給我在團體生活中控制香港腳的珍貴啟示。

那麼更小的團體，尤其是家庭中其結果又是如何呢？

在一些門診患者中，具有足白癬的孩子，我發現其父母，尤其是父親罹患足白癬的比例非常高。一般而言，兒童罹患足白癬的機會比較少，也就是說足白癬容易引起家庭內感染。

於是，我從因各種疾病而來看我門診的患者當中，選出足部皮膚並沒有出現外觀變化的兒童，嘗試做白癬菌的分離。同時詢問這些兒童，其家人（尤其是父親）有沒有香港腳，儘可能要他親自來我們的門診實際為他檢查足，或者是向這些人看診的皮膚科醫師洽詢，以便確認足白癬的有無。

有趣的是將這些兒童分為家族中有足白癬患者群與沒有足白癬患者群，結果有足白癬群當中，雖然皮膚沒有變化，可是擁有白癬菌的孩子還是很多。

這些資料表示，共同生活場或家庭成為足白癬的傳染場，而同樣的情形，在體育館或游泳池、或是工廠的室內也可能會發生。

■對於菌的侵入、增殖而言，宿主的反應不一致

最有趣的是，即使實際沒有足白癬的症狀，可是擁有足白癬的人卻比我們想像的更多。當然這時的菌數和密度是不同的。先前所說的利用棉花棒的採菌法，如果在一培養基上形成一～數個菌落，那麼，要形成數十個菌落就有很大的個人差異。而且與從足白癬患者那兒能夠得到的無數個白癬菌的菌落相比較，再利用培養基的方法，所得到的數目就更少。

換言之，散佈在環境中的白癬菌，附著於人類的足，並不會立刻引起足白癬。而附著於皮膚的菌，一旦沒有被沖洗掉，同時得到適合生長的條件時，就會固定在角質層而增殖，不過這需要一定的期間。

也許你會想「什麼，難道不是突然發生的嗎？」但是這些現象不只是對皮膚而已，甚至對所有臟器的感染性疾病而言都是共通的。身體所有部位的感染症，即使原因菌附著在宿主☆1身上，並不見得立刻使這個人生病，因為這個人即使菌附著到某種程度時，而由於其本身抵抗力強，故能抑制菌所造成的發病。而發病大都是菌的力量較強，能夠抵擋附著場所宿主的抵抗力，當菌數到達一定以上的程度時才會發病。

像這種從菌附著於生物體到實際發病的期間，一般稱為潛伏期。至於潛伏期的長度，依病原菌的種類不同而有差距，較短者如急性傳染病大約二～三日，較長者如麻瘋病等可能要花數十年。一般而言，急性擁有激烈的經過，潛伏期較短。相反的，潛伏期較長的菌症狀穩定，很少是危及生命的重病。而這也顯示出寄生菌與宿主之間的關係。

白癬菌的潛伏期，以足白癬而言，目前不得而知。像先前所說犬小胞子菌☆2所引起的頑癬，是因為寄生在體內角質層較薄的部分而引起的，通常在一週～數週內會出現症狀。而以人類為主要宿主的紅色菌☆3所引起的頑癬，則潛伏期更長。

在我們皮膚科門診實際經驗到的是，足白癬的潛伏期較難了解，同時因人而異各有不同。也就是說，白癬菌所引起的感染與一般的感染症不同。關於菌的侵入或增殖，宿主方面的反應不一致。當然，人類與實驗所使用的老鼠，所產生的反應不見得一樣，但是感染力（或者一般所稱的毒力）較強的菌，例如霍亂弧菌或看見兒童的麻疹病毒侵入人體時，幾乎所有的人都會有同樣的反應及同樣的疾病經過。與此相比較，足白癬的潛伏期和症狀的形成方式就差距太大了。在人體上，除了出現某種程度的固定反應以外，可能也受到其他因素的影響，而有不同的情況出現。

■鞋子的使用製造足白癬

即使白癬菌附著於皮膚，也不見得一定會發病。要發病必須具備一些條件。我們認為人類足白癬會在足的皮膚上出現白癬菌增加的疾病，這是受到人類局部條件極大的影響所致。

白癬菌附著在手的皮膚上時，大多數的人一天會洗好幾次手，手心常保持乾燥，接觸到戶外空氣，同時不斷的活動，所以手白癬比足白癬更少。

白癬菌附著於皮膚之後要到發病為止的條件，最重要的一項就是皮膚表面的溫度，必須要保持在適合白癬菌增殖的情況下。

白癬菌在足發育，需要足夠的溫度和濕度。而人類開始過著穿鞋子生活以後，就製造了這種白癬的環境。如果沒有這種環境，也就是不習慣穿鞋子，我想白癬菌在足的皮膚，就算少量增加也不會引起症狀，而使菌增殖到成為足白癬的情況。因此，足白癬可以說是因為穿鞋的習慣而形成的一種皮膚病。

在人類還沒有開始穿鞋之前，進化到能夠寄生於人體的白癬菌群，也只會寄生在腹股溝部或有毛部，或者是足等角質層較厚的部分，沒有出現症狀而能與宿主共存。在這種狀態下，白癬菌群利用自己所產生的一種代謝產物，而成為阻礙其他種

（尤其是病原性）的細菌或真菌，定居在這些場所的常在菌的一員。也就是說與我們保持某種程度共利共存的狀態。

經過實驗，確實證明白癬菌群能夠產生抑制他種細菌發育的物質（抗生素）。相信各位讀者們聽過盤尼西林發現的傳說。英國的弗萊明博士，偶然發現青黴屬的青黴周圍沒有細菌生長，因此而發現了能夠幫助人類的抗生素盤尼西林。事實上青黴屬和白癬菌群是分類上很接近的菌種。

但是隨著使用鞋子等穿著物之後，當然腳趾間的溫度和濕度就會增高，遂形成新黴菌容易成長的環境。從這個時期開始，香港腳或是足白癬等與我們關係密切的疾病便一一登場了。

另一方面，就產業衛生面而言，為了考慮安全的問題，一整天穿著厚鞋子在作業環境中，腳趾之間的皮膚病就成為嚴重的問題。

在鞋中高溫多濕的環境下，微生物增加引起皮膚病。其中白癬占大部分。身為文明病的足白癬，我們一定要充分認識它的意義。

局部有菌附著而不斷增殖，而實際要發病也會受到其他條件的影響。這種情形不只是足白癬，對此有常在菌的感染症而言都是共通的現象。這些病變的治療，首先要改善局部的條件。但其特徵就是即使病情減輕以後，剩下少量菌要根絕也是很困難的。

足白癬的狀況與此非常符合。換言之，即嗜人性白癬菌的一部分，經常具有類似常在菌的性格，其理由即在此。

常在菌要具有病原菌的性格，必須要能夠使這種菌增加的有利條件。白癬，一般而言像惡性淋巴瘤或免疫不全、糖尿病、肥胖等，或者對足白癬而言，足（尤其是腳趾之間）的高溫多濕環境，最能發揮這些有利的條件。這些問題對足白癬的發病以及治療和護理而言，都很重要。

☆1 **宿主** 某種寄生體（這裡指的是白癬菌）寄生的對象（這裡指的是人）。

☆2 **犬小胞子菌** 學名 Microsporum canis。以貓、狗為主要宿主的白癬菌的一種，也可能因為接觸傳染而在人體形成頑癬。

☆3 **紅色菌** 學名 Trichophyton rubrum。是人類白癬最重要的原因菌。分布於全世界，是頑癬、腹股溝癬、足白癬等的原因。

足白癬、爪白癬的症狀和檢查與診斷

足白癬會出現哪些症狀

■與普通斑疹相比，症狀較為複雜

先前敘述過，白癬是在皮膚最外層（角質層）☆1中有白癬菌棲息而引起發炎性的反應。這狀態就好像在皮膚表面有沾到一些化學物質而皮膚出現反應狀態一樣。這種狀態稱為接觸性皮膚炎，一般稱為斑疹。也就是說，足白癬與接觸性皮膚炎基本症狀是相同的。

但是還是有不同點，就是足白癬是從趾縫等濕度較高的場所開始，而在這部位同時增加黴菌以外的微生物（尤其是細菌），或者是治療足白癬所使用的藥物刺激引起皮膚炎，使得各種症狀混合而呈現一種病象。這種情形在腳趾之間（趾間）更容易出現。

■症狀集中在腳趾間的趾間型

足白癬幾乎都是從趾縫間開始的，因為這個地方白癬菌最容易附著且濕氣較多，因此容易發生黴菌。這部分的皮膚開始脫皮，變得又軟又白，同時泡脹且增長，嚴重時會皸裂而出現紅色糜爛的皮膚。此外在周邊的皮膚會捲起。

這種嚴重的症狀，以經常穿著很緊的鞋子使腳尖受到壓迫，或天生腳趾較粗、腳趾緊密結合容易潮濕的人較多。而這個部分保持乾燥，等到痊癒時或老年人症狀較輕時，在表面好像一層薄膜脫落。

這種病型稱為趾間型足白癬。

必須注意的，就是這種病型很難區別是由其他原因所引起的變化，也就是由白癬菌以外的黴菌所產生的變化，或者是細菌所產生變化，或者只是因為單純的環境潮濕而使皮膚產生變化等等。有些人也許一開始是足白癬，結果經由二次的細菌感染而形成惡臭的分泌液，或是經由特殊細菌感染而產生略帶青色的分泌液等。依感染細菌的種類不同，氣味和顏色也不同。一般而言，在皮膚表面較容易出現葡萄球菌類或棲息在腸內的細菌感染。

在這些嚴重的糜爛部☆2，一般不會有白癬菌。也就是說，症狀開始出現的較輕微時期，患部會出現很多白癬菌，但是當症狀繼續惡化，同時濕氣增強時，細菌的活躍旺盛，因此皮膚的毛病都是以細菌為主所引起的毛病。這點對於治療重症香港腳而言非常重要。看似趾間型白癬，如果使用抗白癬劑反而會使症狀惡化。所以在診斷和治療上，都是很難控制的病型。

■足底出現水疱的小水疱型

當病變擴散到足底或足緣時，會形成小的水疱。通常為二～三mm以下，但是有時會大到一cm左右。

擠破小水疱會流出透明的粘液。這液體沒有氣味，也是足白癬的特徵之一。這液體當中，當然也含有一些成為足白癬原因的黴菌，但是這種液體不會附著在身體的其他部位或是他人的皮膚上而造成疾病擴散。

小水疱在剛開始出現時，會覺得越抓越癢，而發癢就是發炎症狀的結果。在發炎症狀減少時期，或是在不容易引起發炎症狀的寒冷地方，足白癬就不會癢了。出現這些症狀的白癬，一般稱為小水疱型足白癬。

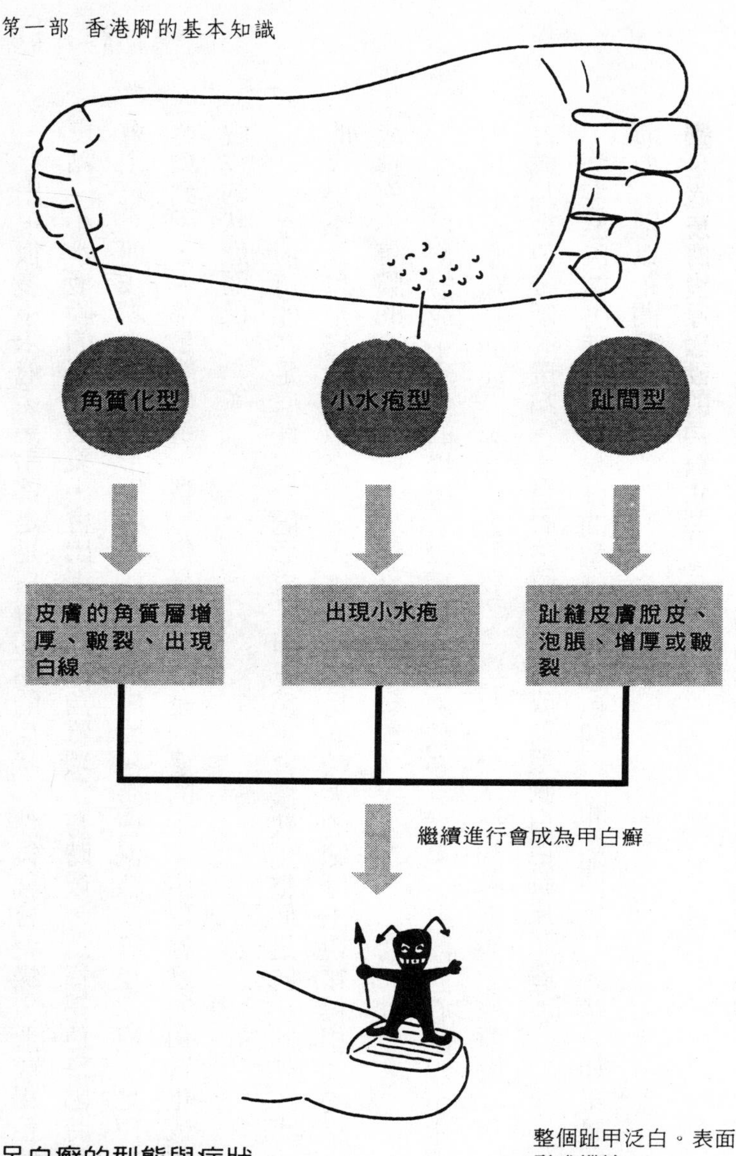
角質化型
小水疱型
趾間型
皮膚的角質層增厚、皸裂、出現白線
出現小水疱
趾縫皮膚脫皮、泡脹、增厚或皸裂
繼續進行會成為甲白癬
整個趾甲泛白。表面形成縱紋

足白癬的型態與症狀

出現很多小水疱，幾乎都是足白癬初期的症狀。然後就會乾燥，形成褐色的小斑點。小水疱膜的部分破裂，會出現環狀的角質環。有時候，這種褐色斑點時期不會出現，而皮膚會以各種形態脫落，或者皮膚脫落時會混合少許小水疱。足白癬會傳染到手，大都是屬於這一型。但是多半只是一邊的手掌出現輕度的角質化或皮膚脫皮的狀態而已。

小水疱可能在足底任何一處形成，但是卻不會擴散到整個足底。此外，小水疱的大小不一也是它的特徵之一。因此如果在足底較大的範圍出現顆粒相同的小水疱或膿疱（帶膿的小水疱）時，可能就不是足白癬。

足白癬形成小水疱的場所，以接近腳趾處較多。如果只有腳底心出現小水疱，則可能是掌蹠膿疱症☆3等其他的疾病。這時，小水疱和膿疱過一段時間以後，就會成為褐色較硬的斑點。一旦脫落時，就會成為環狀白色脫皮狀態。

在原因菌方面，如果是趾間型，則以紅色菌☆4和趾間菌☆5各半，如果是小水疱型，則以趾間菌較多。

■足底皮膚變厚變硬的角質化型

足白癬如果不治療而放著不管，則高齡的患者會反覆出現趾間型式或小水疱型的病變，而整個皮膚的角質層會增厚。只有皮膚的角質層增厚或一部分皸裂，看起來好像白線一樣。這種變化再繼續演變下去，就會形成角質化型足白癬。

角質化型有各種不同的程度，有些只是足底一部分出現輕微角質化的現象，有的則是整個足底都出現強烈角質化的現象，好像整個足底附著乾燥的白粘土一樣。

角質化型的患者，在趾縫間非常的乾燥，看起來好像沒有病變。此外，這個病型會出現趾甲的變化，也就是甲白癬。由於這型的足白癬不會發癢，尤其高齡的患者，根本沒有察覺到足白癬而放任不管。

角質化型，在足緣角質化的現象會減輕，但是會一直擴散到足背，或者是有紅色的環斑，有時混雜著小水疱。換言之，其症狀與出現在身體其他部位的頑癬類似。

■趾甲有白癬菌侵入的甲白癬

當足白癬長久持續下去，在趾甲中會有菌類侵入而形成甲白癬。甲白癬都是藉著足白癬而發病的症狀。

一旦罹患甲白癬時，趾甲變白並在下方角質層增厚。被白癬菌破壞的趾甲，由於空氣的進入而產生這種現象。也就是說，從趾甲的前端開始產生變化，這可能與白癬菌侵入趾甲的場所有關。但是最後整個趾甲都變為白色，有時會成為黃褐色或黑褐色。

趾甲的厚度各有不同，有的幾乎接近正常的厚度，而有的則是極端的厚，有如鳥爪一般，或有的在趾甲表面形成細直紋。

一旦菌類侵入趾甲產生變化時，趾甲遭到破壞，會出現凹凸的甲床部分。這種變化在足的趾甲任何一處都可能會形成。甲白癬就算趾甲變化及損壞強烈，但其特徵是在趾甲周圍的發炎症狀較少。

有時候，趾甲被門夾傷也會出現甲白癬。這時產生變化的甲數只有一～二條，所以會誤以為是外傷而忽略了甲白癬的現象。但是腳小指的趾甲變化，就算不是足白癬的患者，即使只是穿鞋子的慢性輕微刺激，也可能會引起。

足或趾甲的變化，並不只是足白癬或甲白癬的特徵而已，其他各種皮膚病也會出現類似的變化。關於這一點在本章依序為各位探討。

☆1 角質層　皮膚最外層，由無核細胞累積而成的層。主要是由角蛋白這種硬蛋白質所構成的，指甲、毛等都是由角質層變化而來的。

☆2 **糜爛、糜爛部** 表皮的一部分或全部脫落的狀態。不會留下斑痕，能夠痊癒。

☆3 **掌蹠膿疱症** 手掌或腳底心等處出現小水疱、膿疱（帶膿的水疱）的皮膚病。中年以後較常見。原因包括慢性扁桃腺炎、金屬過敏等。

☆4 **紅色菌** 學名 Trichophyton rubrum。在人類白癬中是最重要的原因菌。分布於全世界，也是頑癬、腹股溝癬、足白癬等的原因。

☆5 **趾間菌** 學名 Trichophyton mentagrophy tes. var. interdigitale。為人類白癬的原因菌，是僅次於紅色菌的重要菌種。也是從足白癬中分離出較多的菌。

懷疑是「香港腳」時該怎麼辦

■為了要好好治療，一定要知道原因

如果你或你的家人，有人的足罹患皮膚病該怎麼做呢？先前談及過，足脫皮、足發癢的皮膚病，一般稱為香港腳。出現在足的皮膚病，不見得全都是足白癬。因此，想要好好治療足的皮膚病，則首先必須知道這個皮膚病是因何而起的。

發現皮膚病的原因，然後再進行治療，是一般皮膚科醫師的工作。但是實際上對足白癬而言，除了皮膚科醫師以外的醫師也會治療，甚至於患者自己也會自行判斷治療。然而「聞道有先後，術業有專攻」，皮膚病還是由皮膚科的專門醫師來診治較好。

在何種設施診治比較好

關於皮膚科專門醫師的發現方法和選擇方法，在許多書籍中為各位敘述過了，而本書則簡單敘述一下。

在綜合醫院有皮膚診療科，就有專門醫師，而也有很多診療所的醫師（即為開業醫師）是具有專門醫師資格的醫師。

檢查及診斷，最好到設有專門醫師的醫院去進行比較好。

在醫院接受何種檢查

■足白癬的診斷後二階段開始

皮膚科醫師診斷病變，診斷足白癬，必須要經過二階段。首先就是從具有很多類似症狀疾病當中，確認患者的症狀與足白癬一致，其次，經由檢查確認病變中有白癬菌存在。

在進行足白癬診斷時，首先皮膚科醫師透過問診等了解患者的疾病經過，並觀察皮膚的症狀與了解疾病的原因。在這個階段，在一些可以考慮到的病名當中，如果有足白癬這項病名，則必須要選擇檢查法來確定診斷。

■最普遍的氫氧化鉀鏡檢法

為了確定足白癬的診斷，必須確定病變部是否有原因菌，也就是白癬菌的存在。

普遍進行的方法，是利用氫氧化鉀鏡檢法。首先從病變部用小鑷子取得白癬菌寄生的皮膚的最外層（角質層的一部分），只不過去除肉眼可以看見的白色脫掉的皮或小水疱膜，所以不會覺得疼痛。

其次，將取得皮膚片放在載玻片上（顯微鏡觀察用的小長方形玻璃板），利用以氫氧化鉀為主要成分的強鹼性溶液溶解，用顯微鏡觀察，就可以發現白癬菌。利用這個方法，並不是用色素將白癬菌特別進行染色，只要藉著亮度的差距，就可以發現到白癬菌，因此需要一些熟練的技術。不過，使用的器具很簡單，只要十分鐘就能得知結果，所以是廣泛使用的基本手技。在封面書背的彩圖中，顯示的就是利用氫氧化鉀鏡檢法所觀察到的角質層中的白癬菌菌體。

在檢查時，要從病巢的哪一部分取得試料，這點非常重要。

尤其是趾間型的足白癬，在中央潮濕、白色疱狀的部分很難發現菌類。

專門科醫師的藥物配合目的而使用

和感冒、頭痛同樣多的疾病之一就是香港腳。可能因為這個緣故吧，我們會說，「先塗抹藥物試試看」，而自行治療。這時大都是在藥局購買藥物，也就是所謂的大眾藥（OTC）藥。OTC藥中，香港腳藥幾乎都是以抗真菌物質為主劑，為了去除發癢症狀，會配合抗組織胺劑或抗過敏劑等。

而皮膚科醫師所使用的藥物，是適合醫師所使用的藥品。上市之前曾嚴格檢查其作用、有用性及副作用等，得到衛生署的許可。內容方面原則上是只具有抗真菌的藥物，藥物濃度比OTC高。

亦即，適合醫師使用的藥品是使用主劑，而OTC藥則降低主劑的效力，避免引起副作用等。

因此，OTC藥與醫師藥品除了藥物濃度以外，幾乎沒有什麼大差距。但是，一般的香港腳藥外用藥的主劑是抗真菌劑，如果除了一般所說的香港腳，也就是皮膚狀態中的足白癬以外，罹患其他的疾病時，或是罹患足白癬同時也有細菌感染或斑疹等症狀時，恐怕藥劑無效，甚至反而使病情惡化。

皮膚科的專門醫師會從香港腳中選出由白癬菌造成的足白癬，而使用最適合治療足白癬的藥物。如果不是足白癬，則經由檢查判斷皮膚病的原因，配合疾病的症狀選擇最適合患者的藥物來治療。由此來看，當然接受專門醫師的診察比較好。

小水疱或皮膚脫落的部分，則很難和症狀非常類似的其他疾病互相鑑別，所以必須先利用氫氧化鉀鏡檢法，看看是否能發現白癬菌，才能決定以後治療的方針。

■雖然多花點時間，但對於細菌感染症或難治的白癬而言是非常重要的培養法

根據平常經驗，細菌所引起的感染症等，可利用培養法當成由病變部發現病原微生物的手段。以黴菌而言，發育速度較遲，到能夠診斷為止至少要花二～三週的時間，所以這個方法對門診患者的診察而言並不適合。

但是如果在病巢內利用氫氧化鉀鏡檢法，發現黴菌而進行治療仍無法好轉時，為了詳細決定對於病原菌或對藥物的感受性☆1，則這項檢查是不可或缺的。

☆1 **對藥物的感受性** 細菌或黴菌會被某種藥物抑制到何種程度，或者是否會死亡的意思。感受性強表示藥物有效。

容易與足白癬混淆的皮膚病

在足會出現各種皮膚病，其中一些容易與足白癬混淆。開始治療時，必須要區分足白癬與這些皮膚病的不同。需要區分的疾病如下：

■生理變化被誤以為是足白癬

有些生理變化卻會出現類似足白癬的症狀

不管是誰，年紀增長之後，足皮會變厚變硬，同時會皸裂、泛白、脫皮。有的人天生會產生這種變化，或者是糖尿病和足浮腫患者，這種現象特別強烈。在症狀方面，很容易與輕症的角質化型的足白癬混淆，所以必須注意。相反的，輕症的足白癬也可能被誤以為是這類的變化而被忽略。

長繭或是出水疱等也需要注意。因為長繭或水疱很容易與足白癬混淆，尤其有足白癬的老人容易長繭或出現水疱，因此要經常去看皮膚科醫師，而由醫師利用氫氧化鉀鏡檢法找出原因，才不會忽略這些疾病的存在。

■當細菌在潮濕的趾縫間增殖時

當趾縫間潮濕時，當然這個部位便會產生泛白或疱脹的現象。

在皮膚表面原本就有各種的細菌和黴菌附著。這些微生物附著於正常健康的皮膚上時，是不會造成任何危害，但是因為某種原因，其中的一種可能極端增加而造成皮膚的損害，就會產生問題了。

●常在菌或腸內菌的感染

當趾縫間潮濕時可能會引起與足白癬無關的相同症狀。這時並不是由增加的菌來決定症狀，而是由職業和日常習慣等形成差距。大都是經常存在於皮膚表面或粘膜的菌類（常在菌）或腸內細菌等，在平常這些菌類不會成為疾病的原因。

但是當這類細菌增加時，趾縫間就會逐漸糜爛而發生惡臭，依菌的種類不同有時會產生顏色。再繼續惡化時，趾縫間的糜爛會更為惡化，同時從足到下肢可能會引起症狀，大腿根部淋巴節可能會引起發炎而疼痛。

這些症狀與足白癬相互區別的方法，即為在此處找出是否有白癬菌的存在。在趾間型的足白癬項目中也為各位探討過，趾間型足白癬是在潮濕狀態下放任不管，以致引起二次細菌增殖，造成強烈發炎而形成的症狀。

這種症狀與在此為各位敘述的症狀，似乎完全相同，因此，我認為趾間型足白癬應該是在基於容易引起濕氣的腳的條件之下，由白癬菌和各種微生物共同製造出來的複合病變。在這當中，隨著皮膚乾燥以後，白癬菌扮演主要的角色，或者是隨著濕度增高時，細菌類扮演主要的角色。

●紅色陰癬

紅色陰癬是由細菌感染所引起的疾病。主要是趾縫間的皮膚變成細皮片而脫落，且不會發癢。光就症狀而言，很難與輕症的足白癬區別。有趣的是，罹患這個疾病的皮膚，經由特殊紫外線（長波長紫外線＝ＵＡＡ）照射以後，會出現美麗紅色的螢光。此外，利用氫氧化鉀鏡檢法時，也不會發現白癬菌，這就是重要的鑑別點。只要利用抑制細菌的抗生素就可以治療。

●凹陷角質層

以細菌為主引起的症狀，就是凹陷角質層（pitted keratolysis）。這是一種細菌會在腳底形成好像蟲蛀狀的小凹陷處，但不會發癢的疾病。其因是由於流行過度潮濕的狀態持續出現而形成。主要發生在年輕人身上，並非難治的疾病。

■感染白癬菌以外的黴菌時

與足白癬類似的症狀，事實上也有可能是白癬菌以外的黴菌所引起的。這時病變都只限於趾縫或趾甲，形成趾縫間白色疱脹的症狀。感染的黴菌以念珠菌☆1所引起的最多。此外，在外國（尤其是溫暖地），根據報告也會由一種叫 Hendersonula toruloldea 菌☆2所引起。

這種感染只要將皮膚的一部分做成氫氧化鉀標本，就可以觀察黴菌，所以很容易誤以為是足白癬。因此，單靠氫氧化鉀標本很難加以區別。如果使用對於白癬菌具有特殊效果的抗真菌劑而仍然無效時，則可能就是因為這種菌而引起的病變，必須要經過培養來確認。但實際要確定診斷卻是很困難的。

■引起接觸性皮膚炎時

一般稱為斑疹的接觸性皮膚炎需

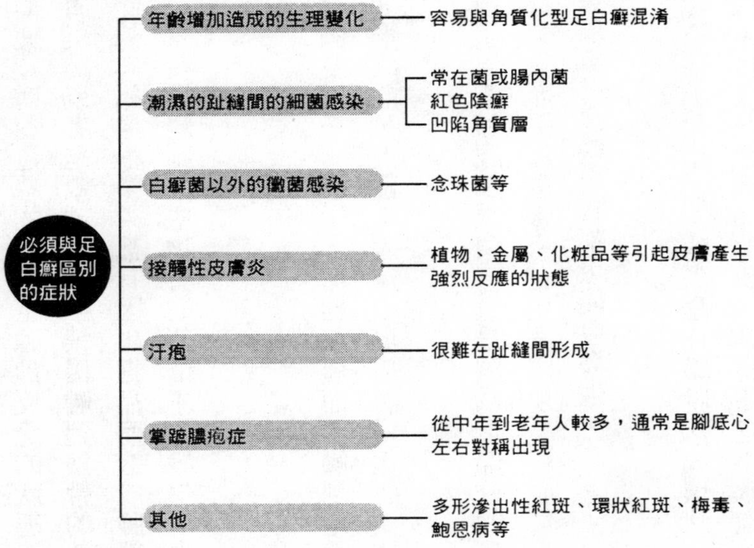

必須與足白癬區別的症狀

年齡增加造成的生理變化	容易與角質化型足白癬混淆
潮濕的趾縫間的細菌感染	常在菌或腸內菌 紅色陰癬 凹陷角質層
白癬菌以外的黴菌感染	念珠菌等
接觸性皮膚炎	植物、金屬、化粧品等引起皮膚產生強烈反應的狀態
汗疱	很難在趾縫間形成
掌蹠膿疱症	從中年到老年人較多，通常是腳底心左右對稱出現
其他	多形滲出性紅斑、環狀紅斑、梅毒、鲍恩病等

要注意。這是因為某些物質附著於皮膚而使皮膚對這些物質產生強烈反應的狀態。例如碰到野漆樹時所引起的手和臉的皮膚炎，或者是戴項鍊、手錶接觸到錶帶的部分會引起皮膚炎，這就是代表的例子。此外，相信很多人都有因化粧品而造成臉部皮膚炎的經驗。也就是指接觸性皮膚炎只有在接觸到某些物質的部位才會發生，由症狀就可以判斷其原因。

●足的接觸性皮膚炎的原因與症狀

在足的腳趾和腳底較容易出現，這是因為襪子、鞋子、涼鞋或偶而接觸到地面的塗料等原因所引起的，如果是在趾縫間形成的，大都是因為出現皮膚變化而塗抹軟膏所造成的。

當趾縫間發紅發癢且嚴重時，會出現小水疱和糜爛現象。這是因為這部分的皮膚容易與鞋子的緊密結合，因此易於積存濕氣而引起斑疹。在足底出現發紅發癢的小紅疱，當小水疱膜破裂時，就產生糜爛現象。這些症狀都可能會發生。

■出現汗疱時

只要流汗較多時，就會看到表面的皮膚上層有小水疱，或者是皮膚脫落成環狀，稱為汗疱，有時會有輕微的發癢現象出現，較少在趾縫間形成。其特徵是小水泡的

接觸性皮膚炎的檢查與診斷

接觸性皮膚炎要進行確實的診斷，一定要讓患者詳細回憶症狀出現前後的情形，找出可能成為引發關鍵的物質。去除後確認皮膚變化是否已經抑止了。此外，也要觀察在同樣狀況下皮膚炎是否會再發，才是更確實的作法。

要形成同樣的形態，不必再做同樣的事情，只要進行簡單的貼布試驗就可以了，這是因為原因物質和物質成分貼在皮膚上四十八小時，就能觀察反應。

例如，女性的臉部出現皮膚炎時，原因可能是化粧品或洗淨劑。讓患者詳細回想到目前為止所使用的化粧品或肥皂，尤其是最近新使用的製品或更換品牌。這時，只能依靠患者本身才能幫助自己。

同時，不能忽略以往使用過的東西、依皮膚狀態的不同，有時這些物質會成為斑疹的原因。就算使用的東西相同，可能因為海棉摩擦過度，而使症狀強烈出現。

各種皮膚炎的治療藥也不能掉以輕心。一開始是因為其他原因引起皮膚炎或感染症的症狀，而治療時所使用的藥物副作用可能會出現不同的症狀。這時，要分辨症狀的不同必須依賴皮膚科醫師。

如果因為一些原因而引起強烈的斑疹症狀，或是無法掌握原因時，就必須調查患者對於哪些原因會產生過敏反應，同時要找尋身邊是否有這些物質存在。也就是說，將身邊所使用的物質利用一定濃度的試藥，對患者進行貼布試驗。

這種篩檢所使用的試藥，包括身邊所使用的物品系列，或是「香料系列」、「金屬系列」等，挑出可能性較高者進行貼布試驗，如果發現出現強烈反應的物質，就要找尋身邊是否有同樣物質的物品。

足白癬和斑疹經常容易混淆，容易造成問題。以足而言，「穿新鞋子後過一陣子是否出現皮膚炎」、或是「洗足部時是否使用與以往不同的肥皂和洗劑」、「有沒有新從事的興趣或運動」等等，都要一一檢查。此外，一些皮膚的變化經過治療後不但無法好轉，反而惡化的情形，則必須將以往使用的藥劑一一加以檢查。對於臉部的皮膚炎所進行的治療，基本上也相同。接觸性皮膚炎與足白癬的治療可說是完全相反的，因此，鑑別這二種疾病非常重要。

大小，比足白癬更小。如果手腳都容易出汗，利用氫氧化鉀鏡檢法而沒有發現白癬菌，就可以診斷為汗疱。這是年輕人發生較多的疾病。

■罹患掌蹠膿疱症時

掌蹠膿疱症其特徵是由小而帶膿的水疱所形成。大都是突然發生的。剛開始時是小水疱、然後變成黃白色的膿包，乾了以後變成褐色，接著皮膚就會脫落，看起來好像與小水疱型的足白癬的症狀完全相同。其原因是金屬過敏或扁桃腺炎等，不過有時原因不明。

以年長者較多見，容易與足白癬混淆。但其特徵是病變以腳底心為主，左右對稱形成，因此臨床上很容易區別。然而為了確定診斷，還是要進行氫氧化鉀鏡檢法。這種疾病在治療中，有時是利用副腎皮質類固醇劑進行治療，偶而會引起二次性的足白癬感染。這個疾病的特徵則是症狀時好時壞，大概要花幾年到十幾年就會自然痊癒。

■與足白癬類似的病變非常多

除了以上敘述之外，還有多形滲出性紅斑☆3或環狀紅斑☆4等疾病，會形成環狀，所以必須要與足白癬區別。此外，梅毒或者是因藥物引起中毒或內臟惡性腫瘤時所形成的足底紅斑和角質增殖，還有鮑恩病☆5這種表在性的皮膚癌等，都是要與足白癬鑑別的對象，各自需要特殊的檢查。

由此可知，出現在足的皮膚病還有很多，絕對不能以外行人的診斷來進行治療，萬一治療不好，要再得到正確診斷，則恐怕必須要繞一大段遠路。如果出現足的皮膚變化時，就要在儘早的時期，保持原有的狀態去看皮膚科醫師。

☆1 **念珠菌、念珠菌症、皮膚念珠菌症** 念珠菌是經常存在於消化管中的一種黴菌。由念珠菌所引起的疾病稱為念珠菌症，如果出現在皮膚則稱為皮膚念珠菌症。

☆2 **Hendersonula toruloidea** 也稱為 Hendersonula toruloidea Nattrasia mangifera。不是白癬菌，但是卻會產生類似足白癬或甲白癬等皮膚病的一種黴菌。

☆3 **多形滲出性紅斑** 大都是年輕人手足出現環狀紅斑的皮膚病。有時會伴隨發燒和關節痛。原因可能是單純的疱疹等。

☆4 **環狀紅斑** 紅斑的中央部褪色，看起來像環狀的斑點。同時也是全身性紅斑狼瘡或風濕熱的症狀。

☆5 **鮑恩病** 只在表皮內增殖的一種皮膚癌。

看皮膚科醫師時必須注意的事項

標題是「看皮膚科醫師時的注意事項」，不過以下敘述，可說是你來到我的門診時，我對你的要求。也許各位認為我太過於任性、太過於自我，但是請各位把它當成是人類的一種心聲來聽聽我的說法吧！

■事前確認門診的診察時間和日期

到皮膚科就診，一定要先確認門診的診察時間以及診治醫師診察的日期等。所有的皮膚科醫師，並不是每天都會為門診患者診察的。有時醫師不會在醫院或診療所，就算在醫院，也會為了其他的患者進行手術或檢查而無法離開。

有複數皮膚科醫生的綜合醫院等，會決定一星期中有哪幾天要負責看門診。有時即使開設門診，卻沒有這個領域的專門醫師。

攜帶以往接受診療的醫師的介紹信到專門的門診就診時，也是同樣的情形。通常，介紹醫師會告訴你受診的適當時期，但是自己仍需多加注意。

決定好受診的時間（即預約的時間），必須提早到達診察室。門診預約通常是每個時間預約一名患者。如果到達的時間太晚時，下一位患者已經進入診察室，你只好繼續等下去了。同樣的情形，即使提早到達，還是必須等到預約的時間才能就診。

最初受診時，不要忘了帶介紹信。如果有服用的藥物時，必須將服用藥物一併帶去。

■事先整理好症狀等，以便於醫師的問診

診察先由問診開始，「患者最感到困擾的事情」、「這些狀態是如何發生的」、「有哪些經過」，這些是醫生經常會詢問患者的問題。有時甚至連家族的構成、家中是否有人罹患疾病等都是詢問的內容。所以，對於自己目前的症狀和疾病，可以整理為以下的要點，一一向醫生敘述。

①、什麼時候、何種症狀開始出現。

②、什麼時候、看過哪裡的醫生、接受何種治療、使用過何種藥物

由他科醫師處方的藥物內容特別重要。因為藥物的不同，有時可能會引起相互作用而使效果不彰，或是太過有效，特殊的例子是甚至會出現危險的副作用。如果向原主治醫師提出請求，則他可將處方的內容寫在介紹信上。

③、症狀的經過如何、加重或時重時輕、周期如何。

④、出現哪些症狀。

⑤、以往接受檢查的種類，例如公司的健康診斷等，接受過的時期及場所都必須說明。

簡短地寫下以上幾點，就可以節省時間。與醫師面對面談話時，也許會遺忘了重要的部分。或是本身的記憶力不太好時，可能在敘述時會將事情的前後顛倒而敘述，這點必須注意。

一般而言，診察室並沒有隔絕外界的聲音的設備。如果為了個人的隱私而有難以啟齒的話要告訴醫師時，可以換個時間或場所。

■穿著容易穿脫的衣物受診

進行實際的診察時，有時甚至患者不認為有問題的部位也必須接受診察。醫師可能會請你脫下衣服或褲襪、鞋子等。此外，化粧或塗指甲油也可能會阻礙檢查。

接受檢查之前，不必特別清潔身體，只要維持普通的沐浴方式就可以了。尤其是皮膚的病變，如果勉強地剝除皮膚上的瘡疤等，反而會使症狀惡化，或是很難觀察實際的症狀。

■不了解之處必須請醫師好好地說明

檢查結束後，關於疾病的說明、檢查及治療等的指示、藥物的內容及使用方法等，有不明白之處一定要再向醫師請教。

尤其是藥物的使用方法、使用次數及時間、外用劑的使用法及使用次數、日常的護理，以及下一次的診療日期等，都很重要。

因為某些原因而更換醫師時，可以請前一位醫師寫介紹信，如此一來就可減少問診、檢查或投藥等不必要的手續，這一點非常重要。不要猶豫，請醫師為你寫介紹信。

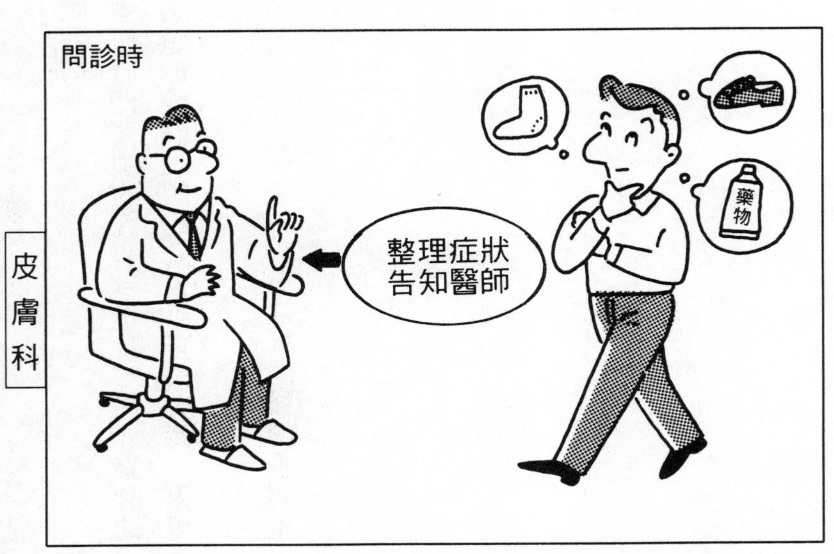

■家人希望聆聽醫師的說明時，必須先決定時間

因疾病或患者的不同，有些家人也許想要聆聽醫師的說明。這時，和診療時間同樣地，必須先決定醫師談話的時間。如果想聽醫師說明的家人不只一人時，盡可能一起前往。

可事先將想詢問醫師的內容寫在備忘錄上。如此一來也可以幫助醫師說明重點。

足白癬的治療

要治療香港腳，先以正確地診斷病變為前提。關於這一點，足白癬的皮疹☆1及檢查法的知識很重要，同時，也必須區分足白癬以外的各種皮膚病。

也就是說，「足的皮膚病」不單只是足白癬的診斷與治療，身為皮膚科醫師需要擁有廣泛的知識。

先前已經探討過關於症狀的診察及檢查。以下以足白癬為主，說明香港腳的治療。

診察與檢查結束，如果診斷為足白癬的症狀，就要開始治療了。這時最麻煩的是，光是從足部的皮膚發現黴菌，塗抹抗黴劑，不見得皮膚就能立刻痊癒。因為足白癬是由附著在皮膚上不斷增加的黴菌及局部條件混合而形成的疾病。因此，治療上必須以藥物及足的護理雙管齊下。

首先，介紹足白癬的治療劑。

何謂抗真菌劑

足白癬的原因菌白癬菌群，全都是黴菌的同類。雖然同樣是微生物，但是病毒、細菌、黴菌的身體構造和代謝不同。因此，除了稍後為各位敘述的幾項特殊藥物以外，不見得對於所有菌類都有效。

對於黴菌的同類所使用的藥物稱為抗真菌劑。自近代醫學發達之後，各種抗真菌劑都出現了。其中，有的對於黴菌會產生強烈作用，有的作用較弱（抗真菌活性有高有低），此外，有些對於多種黴菌有效，有些只對於部分黴菌產生抗真菌活性（抗菌範圍☆2有寬有窄），具有各種不同的個性。

我們所說的抗真菌劑有各種種類。首先必須了解哪些黴菌對於哪種疾病有效。光是進行皮膚檢查，會發現引起疾病的黴菌可能有幾種，進行治療時如果不是對於這種疾病原因有效的藥物，則根本無效。效果的強弱則依各種藥物的不同而異。

其次是劑型的問題。抗真菌劑大致可分為局部投與劑（外用劑），以及全身投與劑（內服劑、注射劑）。必須依對象患者疾病的種類及症狀而分別使用。

外用劑的優點是：

①、必要時可直接將藥物作用於病變部。

②、皮膚的病變部可以得到高藥劑濃度，而且可長時間連續作用好幾次。

③、經由吸收移入血液中的情形較少，所以全身性的副作用較少。

其缺點則是：

①、藥物不容易到達皮膚深部，僅適用於皮膚表面的病變。

②、一旦病巢較廣時，使用上必須花費很多的工夫和時間等等。

皮膚科醫師必須考慮這些優點和缺點，配合各種病情及患者的狀態而使用劑型。

☆1 **皮疹** 肉眼看到或觸摸時了解皮膚的變化。依其性質的不同可細分為紅斑、白斑、糜爛等。

☆2 **抗菌範圍** 其種抗菌劑對於哪一些種類的菌非常有效的意思。如果對大多數的菌都有效時，表示「抗菌範圍廣」。

外用抗真菌劑有哪些

外用抗真菌劑是指具有主劑作用的抗真菌物質，組合各種成分而形成基劑☆1，目的是為直接塗抹或貼在患部而產生作用的製劑。包括白癬在內的表在性真菌症☆2的所有病型，治療的第一選擇藥都是外用劑。

因此，現在是廣泛使用而且含有豐富製劑種類的抗真菌劑。

■因主劑和基劑特性的不同而有各種劑型

外用抗真菌劑的劑型，是由主劑的抗菌範圍、主劑對基劑的溶解性、基劑的特性、使用目的等，各種條件的組合而決定的。

當成基劑的抗真菌劑大都是利用液劑、軟膏、粉末及噴霧劑等，配合各種不同的目

優點

- 能直接作用於病變部
- 較高的藥劑濃度能分好幾次，長時間發揮作用
- 全身性的副作用較少

缺點

- 只限於治療皮膚表面的病變
- 對於廣泛的病巢需要花較多的時間與工夫

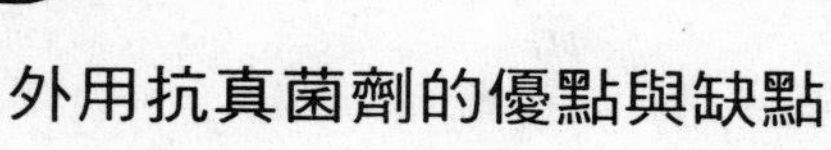

外用抗真菌劑的優點與缺點

的而使用。

●液　劑

一般而言抗真菌劑難溶於水，因此為了製成容易，必須使用各種有機溶媒。有機溶媒中，低分子的乙醇類乾燥性極佳，尤其對足而言使用感極佳。但是，另一方面，對於潮濕柔軟的病變或具有糜爛症狀的病變而言，刺激性較強，因此，副作用的發現率與乳液或軟膏相比更高。

在這一點上，不含有溶解劑，將主劑懸濁的抗真菌劑，由於來自有機溶媒的刺激性較少，是未來非常有希望的基劑。

●軟膏劑

軟膏包括不溶於水的油性軟膏，以及能用水沖洗掉的乳液狀軟膏二種。前者是以凡士林等為主要成分，塗抹於皮膚上時會令人覺得粘粘的，就使用感而言，當然後者（也就是乳液基劑）較好。因此，最近幾乎都是使用乳液基劑的外用抗真菌劑。乳液基劑的抗真菌劑塗抹在足部時，較不明顯，也不會粘粘的。

特殊的軟膏劑就是凝膠劑。是介於乳液和液體之間的基劑，主劑的滲透力和使用感極佳，刺激性小，因此，使用於趾縫或易摩擦的病變處較佳。

●粉末劑及噴霧劑

目前並未銷售這類醫藥品。在共同設施利用的鞋子或衣物類，為了預防足白癬，會使用這一類的製品。這個劑型的使用法很簡單，短時間就能完成。患者使用上較容易（容忍性☆3的提升），所以，是今後值得檢討的劑型。

■可依照喜好及使用的舒適感，選擇適合自己的製劑

以前是按照足白癬的病象（例如泡脹趾間型或乾燥小水疱型等）而分別使用液劑或軟膏劑。而現在則不必嚴格地區分使用，不過仍有一些必須注意的事項。

液劑中尤其是乙醇溶液對於病巢而言刺激稍強，而且有容易乾燥的傾向。相反地，使用軟膏劑後，會感覺粘粘地。如何選用由患者依個人喜好而決定。確認用起來很舒服後，就選擇最容易使用的製劑來進行治療。

液劑與乳液劑的有效性沒有很大的差別。此外，目前新的市售藥並沒有刺激性的差距（也就是容易引起斑疹的差距）。

不只是抗真菌劑，市售藥可大致分為適合醫生的製劑，以及能在藥局、店頭販賣的製劑（OTC藥☆4）等。OTC藥與適合醫師使用的製劑相比，主成分的濃度較低，此外，也含有抗組織胺劑或抗過敏劑等。OTC藥的效果穩定，針對廣泛的疾病或症狀都可以使用。

☆1 **基劑** 皮膚科所使用的外用劑，通常是油脂、乙醇配合具有殺菌、抗炎症等藥理作用的主劑製造出來的。這時油脂和乙醇等就稱為基劑。最近的基劑也將各種成分組合起來，使用感和保存性較佳。

☆2 **表在性真菌症與深在性真菌症** 前者是在角質層、指甲、毛等皮膚最外層，沒有核的部分有菌寄生的真菌症。相反地，如果在更深處有菌寄生在「活的組織內」，就稱為深在性真菌症。

☆3 **容忍性** 表示對於某種藥劑或治療法，患者能夠接受的程度如何。容忍性佳是藥劑和治療法的重要評價點。

☆4 **OTC藥** 是取 Over the counter 的開頭字母的簡稱。不是由醫師處方的藥物，而是在藥局購買到的藥物。

外用抗真菌劑是如何發展而來的

表3、4是目前日本所使用的醫藥品抗真菌劑。商品名省略不提，在藥劑的標籤中寫下成分，供各位對照。皮膚科醫師為足白癬患者開立藥物處方時，其內容及

效能應該都在表3、4的任何一項中。可以自行調查自己所使用的藥物成分，充分了解其特徵。

以下為各位大致敘述抗真菌劑的發展過程，同時探討藥物的內容等。

■初期沒有和一般藥物區別的抗真菌劑

抗真菌劑或抗白癬菌劑二者，以前市面上有很多販賣品。但是在一九四〇年代，也就是在第二次世界大戰前後，抗真菌劑並沒有和其他細菌等微生物加以區分。也就是說，一般當成抗真菌劑使用，而因黴菌引起的疾病也可以使用。

當時，由真菌所引起的疾病，幾乎都是寄生於皮膚的疾病。關於在皮下或內臟引起疾病的黴菌，並不太了解，而且患者數也不多。

內臟的真菌症☆1一般而言，在一九六〇年代才廣為人知。而在醫學上成為較大的問題則是在最近，也就是說由於臟器移植或愛滋病等，而抵抗極端減退的患者們，出現內臟真菌症增加的趨勢，因而才廣為人知。

第二次世界大戰前，黴菌所引起的疾病中，以白癬菌所引起的疾病占壓倒性多數，其中以頭癬（頭部白癬）、香港腳（足白癬）、頑癬、腹股溝癬（體部白癬、腹股溝白癬）等為主。

表 3　外用抗真菌劑一覽表

藥劑名	適應症
Ⅰイミダゾール(咪唑)以前的藥劑	
トルナフテート	白癬、花斑癬
ハロプロジン	白癬、花斑癬
フエニルヨード・ウエンデシノエート	白癬、花斑癬
バリオチン	白癬、花斑癬
ピロールトリン	白癬、花斑癬
シッカニン	白癬、花斑癬
ナイスタチン	念珠菌症
トリコマイシン(八丈黴素)	念珠菌症
ピマリシン	念珠菌症
Ⅱイミダゾール(咪唑)發售後	
イミダゾール(クロトリゾール、ミコナゾール、エコナゾール、イソコナゾル、チオコナゾール、オキシコナゾル、クロコナゾール、スルコゾール、ケトコナゾール)	白癬、念珠菌症、花斑癬
シクロピロクス・オラミン	白癬、念珠菌症、花斑癬
エキサラミド	白癬
トルシクレート	白癬
Ⅲ新藥劑	
ビフォナゾール	白癬、念珠菌症、花斑癬
ケトコナゾール	白癬、念珠菌症、花斑癬
ネチコナゾール	白癬、念珠菌症、花斑癬
ラノコナゾール	白癬、念珠菌症、花斑癬
テルビナフィン	白癬、念珠菌症、花斑癬
アモロフィン	白癬、念珠菌症、花斑癬
ブテナフィン	皮膚絲狀菌

表 4　最近發售的新外用抗真菌劑

一般名	濃　度	劑型	主要ＭＩＣ(mcg/ml)	適應症
ネチコナゾール	1.0	乳液 液體	皮膚絲狀菌 0.04～0.39 念珠菌 6.25～25	白癬、皮膚念珠菌症、花斑癬
ケトコナゾール	2.0	乳液	皮膚絲狀菌(平均)0.45～1.0 念珠菌(平均)2.0	白癬、皮膚念珠菌症、花斑癬
ラノコナゾール	1.0	乳液 液體	皮膚絲狀菌 0.0024～0.0116 念珠菌(平均)1.87	白癬、皮膚念珠菌症、花斑癬
テルビナフィン	1.0	乳液	皮膚絲狀菌 0.001～0.1 念珠菌 0.25～1.28	白癬、皮膚念珠菌症、花斑癬
アモロルフィン	0.5	乳液	皮膚絲狀菌 0.0012～0.08 念珠菌 0.01～1.0	白癬、皮膚念珠菌症、花斑癬
ブテナフィン	1.0	乳液	皮膚絲狀菌 0.0015～0.05	白癬、花斑癬

治療這些疾病而廣泛使用的是碘酊（碘酒）。這種藥物的抗菌價☆2並不高，但是卻可以使用於各種微生物所引起的疾病，使用簡便，因此備受重視。相信很多年長者都有使用這種藥物的經驗。

在這個時期也使用水楊酸。它的抗菌價也很低，但刺激性較小，此外具有溶解白癬菌存在的皮膚的角質層的作用。因此，直到在足白癬的大眾藥中仍配合這種物質。

到了一九四〇年代後半期登場的是含有水銀的抗真菌劑，因為含有毒性，所以不能當成經口劑（口服藥）使用。當成外用劑時，對於廣泛的黴菌有效，具有相當高的抗真菌活性，但是其毒性也是一大問題，所以現在已不再使用了。

■現在偶爾會使用一九五〇年代以後的抗真菌劑

從一九五〇年代開始，又加入了幾種抗真菌劑。這個時期以後的藥劑直到現在仍有一些還在使用，如表3所示。

這個年代的藥劑，大多抗菌範圍較狹窄的抗真菌劑。也就是說，與白癬或是同樣屬於表在性真菌症的念珠菌症☆3等，只對於有限範圍內的疾病有效。

表3的Ｉ中，トルナフテート、ハロプロジン、シッカニン等對於白癬非常有

效，而ナイスタチン、トリコマイシン、ピマリシン等則只用來治療念珠菌症。至於抗菌活性方面，除了トルナフラート以外，一般而言比較低。但是，實際臨床上的效果與最近的藥物比較時，並不差。而且藥劑的價格便宜，所以現在有時仍然使用。

這個時期不可以忘記的就是可以內服的抗白癬劑灰黃黴素的出現。關於這個藥物稍後為各位探討。

■建立一代的咪唑系抗真菌劑

到了一九七〇年代中期時，咪唑系的外用抗真菌劑上市了。這些藥物對於白癬菌的抗菌價為MICO、二五～一 mcg/ml 非常好，抗菌範圍從白癬菌到念珠菌、花斑癬☆4等，非常廣泛，副作用較少。因此，曾經成為外用抗真菌劑的主流，後來也成為多數咪唑系外用抗真菌劑在市場上上市的關鍵，可說是建立了偉大的一代。表3的シクロピロクス、オラミン等是具有同樣傾向的藥物。

在這個時期還使用一些光對白癬菌有效的藥物，但是後來咪唑系的藥物逐漸占有較大的比重。

這些藥劑的使用感，除了一部分稍粘以外，大致令人滿意。使用法為一天二次塗抹於患部。與最近發售的新外用抗真菌劑相比價格便宜、容易使用，因此，現在仍然廣泛使用。

■一日使用一次為主流的新藥劑

一九八六年發售 Bifonazole。這種藥物在皮膚內的貯留性較高為其最大特徵，一天使用一次就具有與以往的藥物同樣的效果。這項特點對於使用藥物時感到很麻煩的人而言，的確是非常進步的藥劑。後來研發的許多外用抗真菌劑，大都一天使用一次。

這幾年來陸續發售的外用抗真菌劑（表3的Ⅲ），與表4的共通點就是具有極高的殺菌抗菌活性及皮膚貯留性。但是，就抗菌範圍而言，具有二種情況。

抗真菌價與抗菌範圍

本文簡單談及表示藥物性能的用語。

「抗真菌價」就是藥物對於對象黴菌能夠意識到何種程度的標準，通常抑制黴菌發育最低的濃度（最小靜菌價＝Minimum Inhibitory Concentration，簡稱ＭＩＣ），或是殺死黴菌的最低濃度（最小殺菌價＝Minimum Cidal Concentration：ＭＣＣ），是使用 mcg/ml 的單位。也就是一 ml（毫升）中的微克數，而 mcg（微克）是一公克的一百萬分之一。

「抗菌範圍」就是這個藥物對於何種範圍內的菌有效。例如只對白癬菌有效的藥物表示「範圍狹窄」，對白癬菌、念珠菌等其他的菌都有效的藥物則表示「範圍較廣」。

第一群像咪唑（イミダゾール）系藥劑等，對於白癬菌、念珠菌、花斑癬菌等具有廣泛的效果。除了咪唑系之外，還有其他的藥劑。

這些藥物的抗菌價，例如對白癬菌和念珠菌而言，ネチコナゾール各自為○・○六～○・四九（單位 mcg/ml，以下相同）與三・一二～五・○，而テルビナフィン則為○・○○一～○・一與一・五～一二・五，アモロルフィン為○・○○一～○・○三與○・○○一～三○，顯示極高的數值。

副作用的發現率都在二％以下，其內容或刺激感及接觸性皮膚炎等都不嚴重，通常只要中止使用就能使所有的副作用消失。

另一群則是以ブテナフィン所代表的。這一群對於白癬菌具有非常高的抗菌活性，對於念珠菌幾乎無效。抗菌價對白癬菌而言為○・○○七～○・二五，副作用低。

這些新的外用抗真菌劑在皮膚內的貯留性極佳，一天只要使用一次，就能產生足夠的效果。

☆1 **內臟真菌症** 深在性真菌症中，菌寄生在肺或消化管等內臟臟器的症狀。

☆2 **抗菌價、抗菌活性、MIC及MCC** 表示藥劑對於細菌或黴菌等微生物的「多少濃度能夠妨礙菌的生長與生存」的數值，稱為抗菌價，而其作用則稱為抗菌活性。通常用MIC（Minimum Inhibitory Concentration＝最小靜菌價，能抑制微生物生長的最低濃度），或是MCC（Minimum Cidal Concentration＝最小殺菌價，能使微生物死亡的最低濃度）來表示，單位為mcg/ml（一毫升中的微克數，一微克為一百萬分之一公克）。

☆3 **念珠菌、念珠菌症、皮膚念珠菌症** 念珠菌是經常存在於消化管的黴菌之一。引起的疾病稱為念珠菌症，出現在皮膚上稱為皮膚念珠菌症。

☆4 **花斑癬** 花斑菌（Malasszia furfur）會引起皮膚的淺在性真菌症。主要是年輕人身上出現淡斑點。花斑菌是人類皮膚的常在菌，在高溫多濕的環境中過度增殖就會形成花斑癬。

內服用抗真菌劑是哪些物質

新的外用抗真菌劑陸續上市，提升了足白癬的治療成績，同時，以往光靠外用劑無法產生效果的角質化型的足白癬或甲白癬也證明了有一些效果。

新的外用劑的治療成績，以現階段而言，有很多的表在性真菌症，還是需要內服用的抗真菌劑。如果全身的皮膚出現廣泛的病巢，或是角質化型足白癬，包括甲白癬在內的甲真菌症等，都需要內服用抗真菌劑。

治療白癬所使用的內服用抗真菌劑，以往只有使用灰黃黴素，不過最近又加入新的成員。

■使用三十年以上的灰黃黴素

發售以來擁有三十年的歷史，到最近為止一直當成治療足白癬及甲白癬所使用的內服用抗真菌劑，只有灰黃黴素而已。

這種藥物是由黴菌中的一種所產生的代謝產物而發現的，只對白癬菌有效。成人一天服用三～四次，每次三～四顆。服用後藥物由腸管吸收，運送至皮膚的角質層，產生抗菌作用，作用是靜菌性的。也就是說，利用內服使得角質層中的藥劑濃度能阻止菌類的發育，卻不能夠殺死白癬菌。因此，要使菌由皮膚消失，只好等待指甲和角質層陸續更新，菌存在的老舊部分消失為止。

治療皮膚的白癬，至少要服藥四週以上。如果是甲白癬時，指甲的生長，手指甲需三個月以上，腳趾甲需六個月以上才能更新。總之，一旦開始治療後，一定必須花較長的時間持續藥物的治療。

利用這種藥物治療甲白癬時，有效率達五○%以上，但是容易再發。理論上，是有效藥劑濃度出現在角質層內，大約只要花十分鐘時間就能百分之百治癒，而不會再發。但是實際上並不是如此，目前的理由不明，也許是指甲周圍有更新較慢的部分存在。尤其老年人的指甲的更新非常慢。

灰黃黴素經由腸管吸收並不好，這也是降低其有效率的理由之一。而這種藥物是脂溶性的，如果偏重於攝取含油脂成分較少之食物的人，當然吸收不良。

副作用為胃不舒服、食慾不振等，此外，偶爾也會出現肝障礙或是對日光過敏的過敏性皮膚炎。但是，整體而言副作用的頻度較低，是安全的藥物。

■最近對於白癬以外的真菌症也有效的治療藥

市面上陸續上市了一些白癬的治療藥，因此選擇的範圍更廣泛了。對於一些表在性白癬的病型而言，外用劑和灰黃黴素的治療成績能得到同樣的效果。

有些藥物與灰黃黴素不同，對於白癬以外的許多表在性真菌症也有效。也就是說，如果某位患者罹患香港腳的原因不是足白癬，而是念珠菌症時，使用灰黃黴素當然無效，但是使用新型藥物可能就有效了。

此外，最近有增加傾向之指甲的真菌感染症（也就是甲真菌症）以往認為是白癬菌性，但是最近卻發現由白癬菌以外的黴菌所引起的例子非常多。像這種由白癬菌以外的原因所引起的甲真菌症的診斷很困難，因此以往都被忽略了。這時如果使

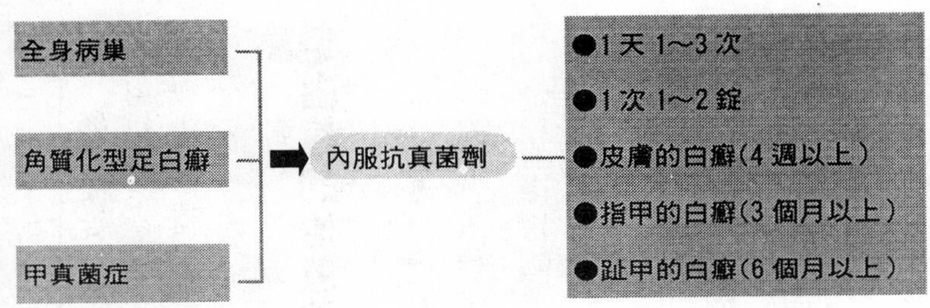

需要內服抗真菌劑的表在性真菌症

用灰黃黴素當然無效，可是新的藥劑卻有效。

至於治療期間，足白癬大約要花一個月以上，但是並沒有關於再發率等的資料。關於甲白癬方面，目前仍在測試中。

副作用就是胃腸的毛病，不過並不多。如果因為其他疾病而服用藥物時，根據報告顯示，可能會引起藥物的相互作用☆1而容易產生副作用。尤其是服用大量藥物的患者，更必須注意！

醫師開抗真菌劑處方時，皮膚科醫師當然必須詢問患者是否還罹患其他的疾病，再考慮使用的藥物。必要時可向患者的主治醫師洽詢。但是，患者本身也應清楚地了解自己目前罹患何種疾病、服用何種藥物。

由此可知，抗真菌劑不斷地改良，出現在市面上。這些新藥的治療效果，今後將會逐漸明朗化。

☆1　藥物的相互作用　只使用一種藥物不會出現副作用，但使用二種以上的藥物時卻出現強烈副作用的現象。或是同時使用二種以上的藥物時，出現單獨使用時不會出現的作用，或是某種藥物增強或反而減弱。

足白癬的治療法與治療成績

足白癬的治療，原則上是以局部皮膚環境的改善（清潔與乾燥）和抗真菌劑的使用二種方法為主。

目前市售的香港腳藥，全都具有抗真菌劑作用，但是卻不能積極改善皮膚的狀態。由於這些新藥劑的開發，實際上真正能提升治療成績與否，令人感到懷疑。以下探討足白癬的治療法。

■以外用劑治療為主的趾間型與小水疱型

趾間型足白癬☆1、小水疱型足白癬☆2二者，主要使用外用抗真菌劑。依藥物的不同，可能一天必須使用二～三次，有些新製劑一天只要使用一次即可。

大約使用四週，症狀明顯改善的患者約占七五～八〇%，這時白癬菌的消失率也大致相同。不論是舊型或新型的藥劑，效果沒有差別。

附帶一提，出現在軀幹部的頑癬或腹股溝癬，大約二週後改善率達九〇%。由這一點來看，可能藥物很難滲透到足的皮膚，或是皮膚的角質層較厚，排出菌的時間較長所致吧！

舊型藥物和新型藥物之間的治療成績相同，令人感覺不可思議。

此外，先前敘述過，白癬的症狀，是因以白癬菌為原因的接觸性皮膚炎（斑疹）型反應而產生的。抗白癬劑只是單純殺死白癬菌或是抑制其活動而已，無法積極地將白癬菌從皮膚上去除。也就是說，不具有將斑疹原因物從皮膚表面去除，或是不使身體接觸斑疹原因物的功能，只有抑制發炎症狀的作用而已，不過這種作用也很小。因此，要使這些症狀消失，當然需要較長的時間。

新舊藥物的症狀改善率相同，可能是因為藥物抑制菌類的功能已經超過了發炎性反應，自然治癒速度而達到顛峰所致。

但是，新藥物可期待更好的抗真菌活性出現。深入到更深的部位，抑制利用舊藥劑沒有辦法治療的少量白癬菌，或將其殺死。這種效果和以前的藥物之間的差距，反映在四週內治療的再發率，及進行充分治療的數年後的完全治癒力上。

一般而言，足白癬的治療光靠四週是不夠的，還殘留的一些菌一定會造成疾病再發。所以，大多數的皮膚科醫生都建議患者要花幾個月以上的時間，有耐心地持續治療才行。

☆1 趾間型（足白癬） 趾縫泛白泡脹、脫皮型。
☆2 小水疱型（足白癬） 足底和腳趾根部出現小水疱型。

■以內服劑為第一選擇的角質化型

角質化型足白癬使用外用抗真菌劑完全無效。利用新型藥物則有治療的可能性，不過目前還沒有充分的資料可證明。現在，以灰黃黴素在內的內服抗真菌劑為第一選擇。服用藥物期間為三個月以上。維持這種程度服用藥物時，大約八〇%以上的患者都能改善症狀。

但是，先前已敘述過，灰黃黴素只不過是具有靜菌性的作用。雖然服用藥物，但是表在的白癬菌仍然活著。因此，為避免白癬菌蔓延到周圍，也要同時使用外用抗真菌劑。

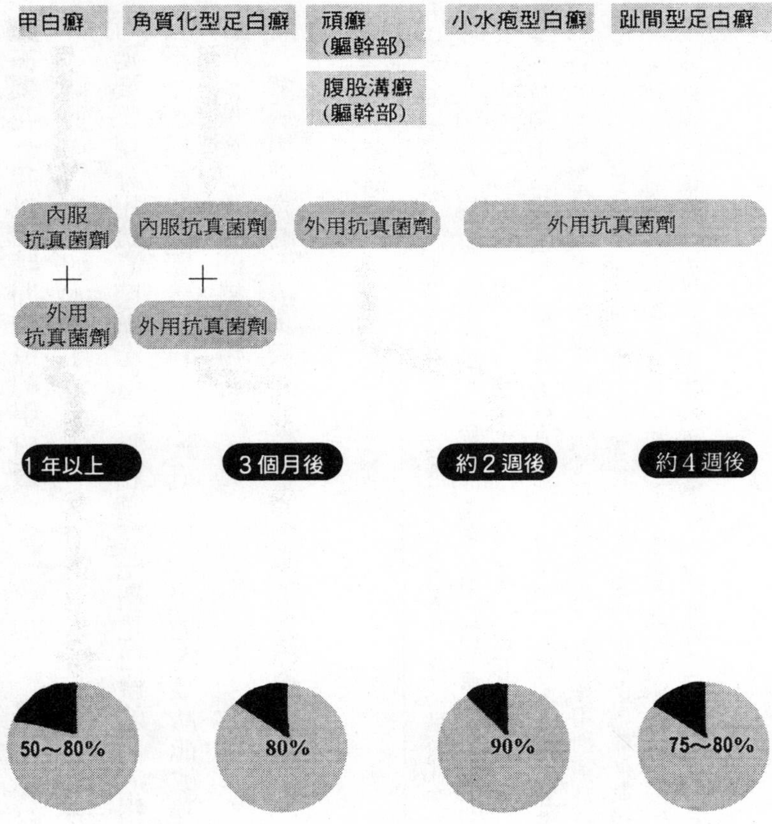

必須更有耐心持續治療

足白癬的治療法與治療成績

■需要花一年以上時間治療的甲白癬

關於甲白癬，如本章所敘述的，必須花一年以上的時間持續服用藥物才行。同時還要併用外用抗真菌劑，這一點和角質化型足白癬的治療相同。但是，治療成績並不好，根據我的門診資料，大約五〇％的患者，症狀能改善到滿意的程度，但是停止治療後，再發的機會相當高。

關於甲白癬的治療，只好期待新的內服抗真菌劑的上市。

☆1　**密封敷料法**　ＯＤＴ（Occlusive Dressing Technique）法。將外用劑塗抹在皮膚上，在其上方使用塑膠片（食品等的保鮮膜材）覆蓋密封，提高藥物吸收率的方法。

☆2　**重層法**　將二種外用藥重複塗抹，利用一種藥劑的作用提高另一種藥劑作用的方法。

☆3　**抗菌價、抗菌活性、ＭＩＣ及ＭＣＣ**　表示藥劑對於細菌或黴菌等微生物的「多少濃度能夠妨礙菌的生長與生存」的數值，稱為抗菌價，而其作用則稱為抗菌活性。通常用ＭＩＣ（Minimum Inhibitory Concentration＝最小靜菌價，能抑制微生物生長的最低濃度），或是ＭＣＣ（Minimum Cidal Concentration＝最小殺菌價，能使微生物死亡的最低濃度）來表示。單位為 mcg/ml（一毫升中的微克數，一微克為一百萬分之一公克）。

新抗真菌劑的優點

由於新藥的出現，與以往的治療法相比，到底有哪些部分不同，或是今後到底可期待什麼，以下列舉其要：

■一天只使用一次就有同樣的效果

較高的抗菌活性以及對於局部的貯留性較佳的藥物出現，所以一天只使用一次就能期待與以往的藥物產生同樣的效果。患者依照指示使用藥物，也就是說在提升柔量上具有極大的意義，也表示將來可能只要二天使用一次或是幾天使用一次進行治療。

此外，在柔量提升的同時，藉著較高的殺菌價能使藥物在短期內發揮效果，能使長期觀察的完全治癒力提升。

■利用外用劑治療角質化型白癬

以往認為光靠外用抗真菌劑對於角質化型足白癬無效。但是利用以下的方法可能產生效果，也就是密封敷料法☆1和重層法☆2。根據資料顯示，這些方法現在已經得到很好的結果。

■期待對甲白癬產生效果

治療甲白癬時，利用密封敷料法或尿素軟膏的重層法，或是角質軟化劑的利用及物理方法，去除病變指甲的組合方法，才能提升效果，現在也出現了使用幾種方法的資料。將來也許會出現單獨塗抹就能產生效果的藥物。

■使用新藥時，正確診斷是不可或缺的

雖然有許多優點，但是使用新藥時還是有一些必須注意的要點。對於趾縫病變的治療而言也是如此。軀幹部和下腿根部的白癬、念珠菌症，利用臨床症狀和氫氧化鉀（ＫＯＨ）標本的觀察比較容易鑑別，但是趾縫的病變原本就很難鑑別，同時因為與細菌有關，所以對於病象和經過會造成影響。先前敘述過，趾縫潮濕皮膚產生變化時，不見得只是白癬菌的感染造成原因。像這種病變如果使用抗真菌劑時，使用的藥物具有抑制細菌的廣泛抗菌範圍時就沒問題。如果是只對白癬菌有效之範圍狹窄的藥物，則不但無效，甚至可能使症狀惡化。也就是說，正確診斷和病象的把握是非常重重的。

抗菌價☆3較高、抗菌範圍不大的藥物這個問題更為重要。

足白癬治療上的注意事項及藥物的副作用

如何使用外用劑

決定診斷後，皮膚科醫師對患者提出使用藥物的指示，並且開藥物處方。以下列舉診斷決定之後，使用藥物的實際方式及注意事項。

■遵守使用次數

現在的外用抗真菌劑一天使用一次，有些一天要使用二次。關於這一點，與藥物的效果有很大的關係，所以必須正確地遵從醫師的指示。

一天使用一次者，可以利用泡澡等方式清洗過足部後，於就寢前塗抹。塗抹後不必特別穿上襪子睡覺，直接睡覺即可。

■病變部周圍也要充分塗抹藥物

最重要的是塗抹藥物的範圍。肉眼看得到的白癬病巢中的白癬菌，當然必須塗抹藥物治療，而一般來說，菌可能超過這個範圍不斷地擴散。因此，如果只在肉眼看得到的部分塗抹藥物的話，周圍廣泛的範圍還會留下白癬菌。足白癬的治療，實際病巢非常寬廣，甚至於有時必須將藥物塗抹於整個腳底，這才是塗抹的秘訣。塗抹藥物後，不必包裹繃帶等。如果使用藥劑，尤其是乳液液，也不必撒上粉類。

有的人因為塗抹藥物後足部發粘而停止塗藥。不過，現在的抗真菌劑外用劑有乾膏、液劑等各種不同的劑型，可選用使用感最佳者，持續長期治療。

外用藥的使用方法

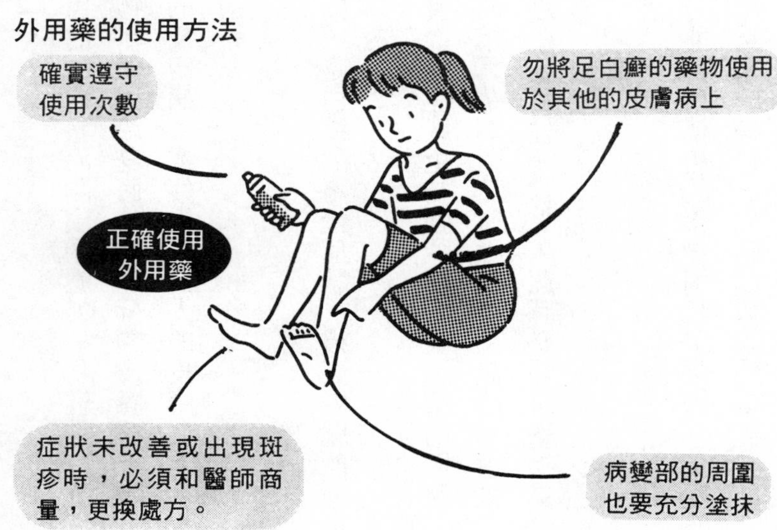

■足部使用的藥物不可以使用於其他的病變上

從醫師處得到的藥物，當然是配合患者目前的症狀而開出的處方。我經常有的經驗是，有些患者將醫師所開之治療足的藥物，使用於身體其他部分的皮膚病上，或是停止治療後，剩下的藥物則使用於其他的皮膚病，或使用於他人的皮膚病上。這是必須絕對禁止的作法。

■一週內症狀無法好轉，表示藥物不合

如果使用適當的藥物，包括發癢症狀在內，足白癬的不快症狀，幾天內就能減輕。

如果一週內症狀並未減輕，或是相反地發癢的症狀更為強烈時，表示藥物與現在的病變不合。也就是說，這個藥物中所含的抗真菌劑對於原因白癬菌無法產生抗菌活性，或是相反地，原因菌對於藥物已經產生了耐性。當然，此時必須將藥物更換為含有不同種類抗真菌劑的藥物。

■出現斑疹時必須調查原因，更換藥物

症狀無法減輕、發癢症狀反而增加時，可能是所使用的藥物引起了斑疹（接觸性皮膚炎）。此時必須立刻和醫師商量，更換適當的藥物。先前已討論過斑疹，如

果因為使用的藥物而引起斑疹時，必須分辨是由使用藥物中的抗真菌劑（主劑）所引起的斑疹，或是由基劑所引起的斑疹。

根本原因為主劑時，分為幾個系統的抗真菌劑的主劑中，如果再度使用系統的藥物時，患者可能同樣會出現斑疹。因此，如果因為使用某種藥劑而引起斑疹時，當然必須利用不同的抗真菌劑持續治療，這時最好選用含有不同系統主劑的藥物。

軟膏的基劑所引起之斑疹的情形也相同。這時，軟膏或乳液劑中所含的界面活性劑等配合劑，在眾多的抗真菌劑中是共通的。如果知道是由基劑所引起的斑疹，就必須選擇不含有原因配合劑的製劑。

為了調查引起斑疹的原因是由藥物中的何種成分所造成的，就必須進行貼布試驗（貼片試驗）。在專欄「接觸性皮膚炎的檢查與診斷」中也談及過。化粧品斑疹的檢查也經常使用這種方法，相信很多人都知道。

在背部或上臂處少量塗抹認為可能會引起斑點的藥劑，然後用絆創膏等固定，過了四十八小時後觀察有沒有發炎症狀，這就是貼片試驗的方法。為了使檢查的藥劑有效地作用於皮膚上，可以使用幾種市售的貼布試驗用的絆創膏類。

進行貼片試驗的問題是，即使發現可疑的抗真菌劑，也很難得到這種藥物的主劑與基劑的單獨成分。需要製藥公司的協助，所以，遇到斑疹的事態時，如果想一一檢查主劑與基劑的單獨成分，事實上非常困難。萬一引起斑疹時，通常很難確認是由藥劑的哪種成分所引起的。這將是今後必須面對的課題。

■外用劑的特殊使用法（密封敷料法與重層法）

到目前為止所敘述的藥物使用法，是單純塗擦法，為單純將藥物塗抹於病巢上的方法，有時也可以使用重層法☆1或密封敷料法☆2（ODT法）等特殊使用法，可利用於使用單純塗擦法無法產生治療效果的角質化型☆3足白癬或是甲白癬上。

重層法就是在單純塗擦的藥物之上，為了提高藥物對於皮膚的滲透性，因此再塗抹或貼上其他軟膏類的方法。因為是重層塗抹，所以一般是使用含有尿素的軟膏類。

尿素軟膏具有增加皮膚角質層水分量的作用，破壞皮膚的障礙，提高藥物的滲透性。主要使用於角質化型足白癬上。但是，厚厚地塗上一層尿素軟膏後，必須穿上襪子等，所以只能在夜間使用。

ODT法則是塗上厚厚一層抗真菌劑，在其上方用塑膠片等覆蓋，周圍用絆創膏固定的方法。比重層法更能得到軟化角質層與濕潤化的作用，因此可使用於角質化型足白癬或甲白癬上。

重層法與ODT法組合的方法也不錯，但是對於甲白癬而言，用ODT法處置後，必須修除變軟的指甲，以治療效果而言，目前深受好評。

■外用抗真菌劑與外用消炎劑組合的治療

此外，依症狀不同，也可以使用外用抗真菌劑與各種外用消炎劑（抑制發炎症狀的藥物）組合的治療法。抗真菌劑的效果，是抑止或殺死黴菌的發育。事實上沒有辦法直接抑制成為皮膚症狀的發癢或發炎現象，可說是藥性非常弱。原因黴菌的治療以抗真菌劑進行。

另一方面，也有直接以消炎劑處理症狀的方法，看起來好像是很有希望的方法，但是問題是，這種發炎症狀具有由病變部將菌趕出的作用。因此，雖然抑制發炎症狀能夠去除不快症狀，但是反而會使菌增加，結果會出現嚴重的皮疹☆4。

總之，這些是對於特殊病型的特殊治療。一定要遵從皮膚科醫師的指示及指導，正確地進行。

☆1　重層法　將二種外用藥重複塗抹，利用一種藥劑的作用提高另一種藥劑作用的方法。

☆2　密封敷料法　ODT（Occlusive Dressing Technique）法。將外用劑塗抹在皮膚上，在其上方使用塑膠片（食品等的保鮮膜材）覆蓋密封，提高藥物吸收率的方法。

☆3　角質化型（足白癬）　整個足底的皮膚（正確說法應該是角質層）增厚、皸裂型。

☆4　皮疹　肉眼就可以看到，或是摸起來可以發現皮膚的變化。依其性質的不同，可細分為紅斑、白斑、糜爛等。

如何使用內服劑

內服藥方面，對於白癬菌唯一有效，持續使用了三十年以上的藥物是灰黃黴素，以及最近市售的イトラコナゾール，以往主要使用於深在性真菌症☆1上，現在對於皮膚科疾病目前仍在試驗中的藥物是フルコナゾール，等到試驗期間結束，不久後即將上市的是テルビナフィン。

灰黃黴素及其他藥物，一天的服用次數不同。此外，稍後為各位敘述副作用的種類也不同。因此，一定要遵從醫師的指示使用。一旦開始治療後，一定不要中途停止。尤其是一旦開始使用灰黃黴素治療，如果中途停止，則以往的治療全都無用。

新藥劑則是以減少使用藥物的總量，同時減少副作用出現的目的，而可以採取間歇投與法等，目前仍在檢討之中。

☆1 **表在性真菌症與深在性真菌症** 前者是在角質層、指甲、毛等皮膚最外層，沒有核的部分有菌寄生的真菌症。相反地，如果在更深處有菌寄生在「活的組織內」，就稱為深在性真菌症。

足白癬的治療重點為何

■根治的四項重點

大家都知道足白癬是很難治療的疾病，但是只要有耐心地進行，還是可以根治的。因此，必須確實實行下述各點。

①、一定要有規律。使用足夠量的抗真菌劑治療。

②、將藥物廣泛塗抹於菌分布的範圍。

③、直到病變部的菌死亡為止，必須持續治療（關於治療期間於次項中探討）。

④、同時，必須盡量避免成為足白癬發病與惡化誘因的足的高溫多濕的環境。

①雖然能夠靠現在的治療藥做到，但是，具體而言②、③該怎麼做？卻不得而知，尤其開始治療後大約四週內皮膚症狀幾乎完全消失，而還必須持續數週到數個月的藥物治療，的確非常辛苦。如果不是非常認真的，恐怕無法忍受。

■治療的目標因本人的幹勁和條件的不同而異

充分了解足白癬的生態，藥劑的殺菌價如果能迅速地提升，想要根治足白癬就更容易了。但是，在此之前我將患者分為以下幾群，分別探討其各自的治療法。

●認真者

首先，是最認真的人。這些患者一定要按照先前的治療法，期間要花六個月以上。到目前為止使用藥劑治療的資料，並沒有辦法保證能夠根治。

但是，讓患者停止治療，而後觀察經過，目前仍有幾位患者仍在調查之中，相信幾年後就會產生結果。

罹患甲白癬的人，內服灰黃黴素的治療期間，我認為必須花二年以上。不過，和其他的足白癬相比，成績並不好。

●沒有耐性的人

沒有耐性的患者，在最初的幾個月（或是數週）一定要好好地接受治療。但是在症狀消失後也許就會缺乏耐性了。因此，想到的時候最好能夠在患部廣泛地塗抹抗真菌劑。當然也要充分留意保持「足的清潔與乾燥」。

目前還是有很多患者從足白癬的煩惱中解放出來。對於甲白癬的治療而言也是同樣的情形。

這些治療當然無法保證白癬菌完全不存在。但是，至少不會因為香港腳而妨礙生活。由這個觀點來看，這些治療就足夠

根治的4項重點

1 規律地使用足夠量的藥物

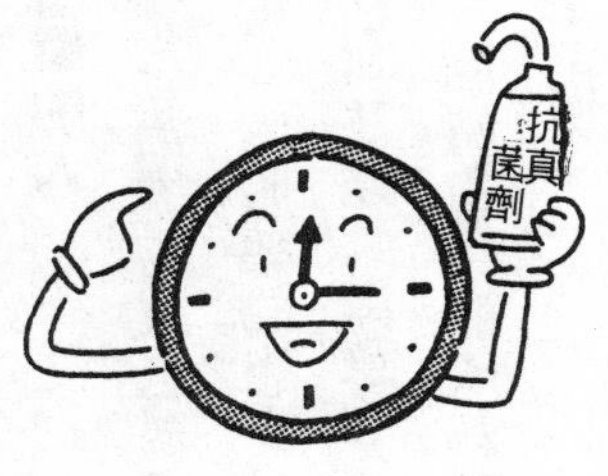

2 廣泛塗抹藥物

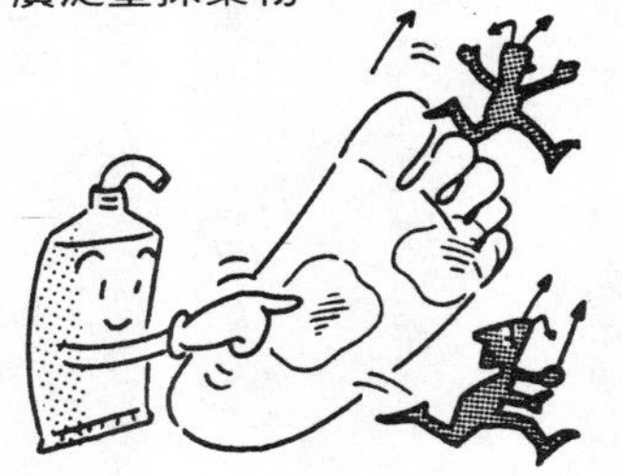

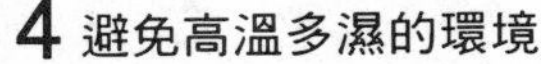

3 菌死亡之前必須花充分的時間持續治療

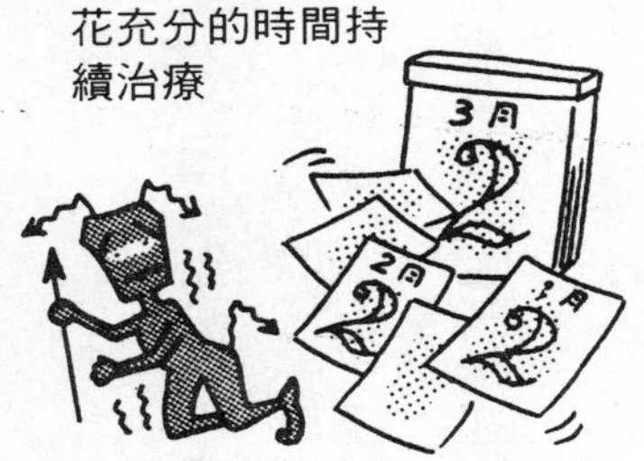

4 避免高溫多濕的環境

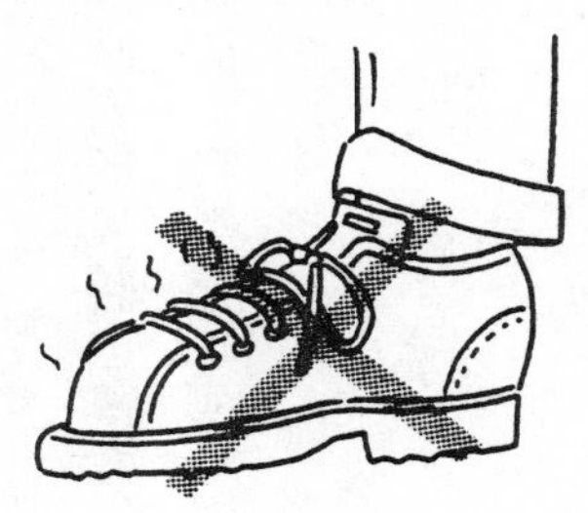

治療足白癬的重點

了。所以絕對不要拒絕治療足白癬。

●因其他疾病而無法充分治療白癬的人

因為罹患其他疾病而沒有辦法充分治療的人也很多。此外，因為無法服用藥物而不能使用角質化型足白癬或甲白癬等內服藥的患者仍存在。這時，除了「清潔與乾燥」外，盡可能使用外用劑，否則無法達到滿意的效果。

不要讓香港腳妨礙本人的生活。同時也不能成為周圍的感染源。尤其是在特定的設施或是共同生活中，這一點非常重要。

抗真菌劑具有何種副作用

任何藥物都是如此，抗真菌劑對於黴菌而言是藥物，同時對於人體也會產生一些作用，也就是副作用。而特別嚴重的問題就是對於人體造成不良影響，或是對於其他藥物治療效果產生影響。

具體而言，抗真菌劑到底具有哪些副作用呢？

■外用劑引起刺激感、發炎症狀、斑疹

關於外用劑方面，使用時的刺激感、發炎症狀增加、斑疹等都是問題。

關於斑疹，先前已敘述過，在此省略不提，不過，使用感則是與外用抗真菌劑的斑疹具有一紙之隔的關係。

外用抗真菌劑之中，尤其是液劑，為了考慮藥劑的溶解性和使用感的舒適、容易使用等，因此配合了乙醇類。乙醇類能給予皮膚爽快感，同時也會產生刺激感。包括足白癬在內，香港腳的病變部容易糜爛和皸裂，在這些部位缺乏表皮這道防波堤，因此，藥劑直接附著於真皮上時容易引起疼痛。

塗抹外用劑於患部時，會產生輕微的刺痛感，如果刺激立刻消失就沒有問題。但是如果發癢，則可能是斑疹的開始，一定要和醫師好好地商量。

使用外用劑時，通常不會由皮膚吸收而引起全身的副作用。但是，如果發現使用外用劑後的症狀與平常不同時，不要自行任意更換藥物，一定要和醫師商量。

■內服劑或注射劑所引起的消化器官症狀

使用內服藥時，比外用劑更需留心副作用問題。藥物在消化管移入血液中，因此，即使擔心副作用的問題，一旦藥物已進入體內，也沒有辦法取出了。

整體而言，在服用內服抗真菌劑後，會引起胃部的不快感、疼痛、食慾不振等問題。但是，持續服用藥物後可自然痊癒，或是利用健胃散等胃藥也能使其好轉。

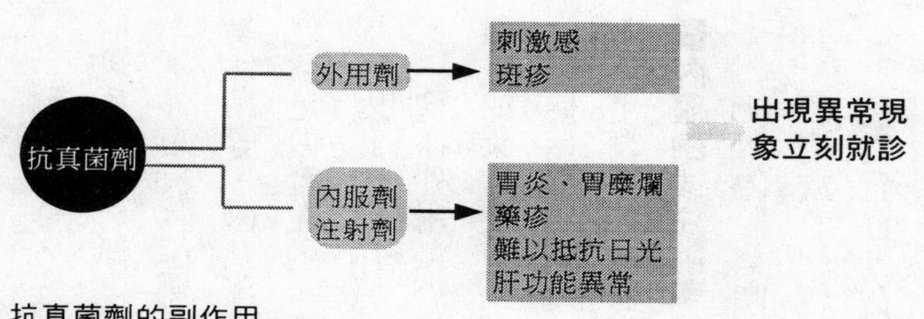

抗真菌劑的副作用

特別嚴重的問題，則是胃炎和胃糜爛等潰瘍的原因。根據我的經驗，到目前為止，內服抗真菌劑並沒有這麼嚴重的副作用。因此，可說是比較安全的藥物。不過，如果是新的藥物，今後仍需充分觀察。

除了胃部的症狀外，有時會出現藥疹☆1這種皮膚炎或是無法抵擋日光的副作用。此外，肝功能異常等也是必須注意的問題。一定要盡早發現，採取適當的處置。因此，覺得懷疑時，就要向主治醫師說明「什麼時候開始」、「具有哪些症狀」。

在疾病的治療中，如果出現一些突發的症狀時，最重要的一點就是調查與使用的藥物是否有關。這時，藥物的投與期間與症狀一定要確實了解，這是基本條件。

由這個意義而言，來自患者的情報非常重要。患者對於藥物的問題不能完全交給醫師，應該盡可能將藥品名稱寫下來。在國內，目前向醫生詢問醫生所開立之藥物的名稱、作用、副作用等，似乎仍存有抵抗感，不願意詢問醫師，但是這是與自己有關的事情，所以應排除擔心，仔細詢問醫師。連藥名及內容都不了解就服用藥物反而很奇怪，這種感覺才是正確的。醫師所開的藥物是否要服用，最後的判斷和決定權在患者身上。

藥物對身體而言是異物。雖然有幫助，但同時也可能對身體有害。使用藥物時，副作用是無可避免的，平均而言百分之幾的患者會出現副作用。因此，醫師也要充分注意副作用的問題，考慮當副作用出現時該如何處置？

總之，使用藥物所得到的利益以及副作用所造成的損害等，應該保持平衡。因此，必須注意這方面的問題而使用藥物。對於副作用的不良影響不必過於恐慌，否則連有效的藥物也無法使用，實在是非常可惜。

☆1 **藥疹** 使用藥物時所產生的皮膚變化的總稱。除了由過敏反應所引起的以外，如果適量投藥或分解藥物的酵素缺損，導致藥物等各種原因都可能引起藥疹。

香港腳為何無法治好

很多人有「香港腳治不好」的印象。為什麼呢?以下探討這個問題。

香港腳是一種疾病，是因為某種原因所引起的。進行正確的診斷及適當的治療就有可能治好。這種說法一方面是正確的，另一方面也是錯誤的。也就是說，香港腳有利用適當的治療能夠治好的部分，以及不能治好的部分。

以下一一探討：

目前，香港腳的治療藥到底達到何種水準呢?以足白癬而言，可說已達到很好的治療效果了。

先前已談及，最近的抗真菌劑非常有效，對於白癬菌而言，在試管內○・○○一mcg／ml☆[1]的濃度，就能抑制菌的發育。簡單地說，就是在家庭用的浴缸中放入一耳杓的方糖的濃度。事實上，市售的抗真菌劑的主劑濃度為一%，濃度非常高。治療時將如此強力的藥物直接塗抹於患部，當然這個部位或深處也有高度濃度的藥物到達。實驗也顯示了這個結果。

但是，厚而硬的指甲，或是腳底的角質層非常厚，或者因為濃度不夠。所以對於角質化型☆2足白癬或甲白癬而言，光靠外用有時候很難展現治療效果。這麼說來，是否因為藥劑的使用方式錯誤呢？

此外，趾縫間的皮膚並不厚。所以，至少趾間型足白癬☆3利用現在的藥物應該就能充分治療，不會再發了。但是，實際上「香港腳治不好」的想法，仍然根深蒂固地留在人們心中。

以下，我們探討香港腳到底是什麼？同時找出香港腳治不好的理由。

■原因不在於黴菌，治療不適當就無法產生效果

首先，病變如果不是由黴菌所造成的感染，就無法進行適當的治療。先前提及，香港腳是因足的症狀不同，而給予的病名，其中，有的是由白癬菌造成的感染而引起的病變，有的也可能是與此無關，而是攙雜各種皮膚病出現。也就是說，香港腳的原因很多，可能單獨存在，也可能組合形成疾病。因此，治療時必須配合原因或症狀，組合各種治療法來應付才行。

例如，足的病變可能是因為斑疹或一些細菌異常增加所造成的。當然，治療上必須充分調查疾病的原因，而後配合原因，決定正確的治療。

但是，光是觀察症狀，很難將這種疾病與真正的足白癬區別。最麻煩的是，斑

疹與細菌的感染，以及足白癬的治療法是完全相反的。

所以，香港腳是非常麻煩的疾病。如果光靠外行人判斷而任意地進行治療，不但治不好，反而可能惡化，這是可以想像的。這也就是即使用好的抗真菌劑，可是香港腳卻無法改善的原因之一。必須與足白癬區別的疾病相當多，所以一定要先找出原因。

■白癬菌以外的黴菌為造成的原因

其次是足病變的原因是白癬菌以外的黴菌。

這時，經常發現的是念珠菌☆4這種黴菌。症狀與趾間型的足白癬非常類似。利用氫氧化鉀標本☆5也發現了黴菌，所以在檢查上容易將念珠菌誤以為是足白癬。根據我的經驗，棲息在趾縫間的念珠菌與白癬菌，光靠氫氧化鉀標本是很難分辨的。因此必須借助培養的幫忙。

但是，利用培養發現黴菌的特徵需費時約二週。因此，實際的治療可能從利用氫氧化鉀標本發現黴菌時就已經開始了。這時使用的抗真菌劑如果對於白癬菌或念珠菌都有效時，當然沒有問題。不過，如果只對一方有效時，藥物就可能失去效果，或是反而使症狀惡化。

■即使實施適當的治療，但是太早停止時

第三點就是，對於足白癬雖然實施了適當的治療，可是卻在中途停止治療。對於足白癬選擇了適當的治療藥，並且以適當的方法進行治療，在幾天內就會產生治療效果，大約在三～四週後，病巢部就不會再發現白癬菌，症狀也逐漸好轉。但是，如果在這個時候停止治療，會發生何種情形呢？

據我所知，大部分的例子是不久後再發。也就是說，即使治療適當，但是足白癬卻沒有治好（未完全治癒）。

現在大部分的患者剛開始時雖然熱心地治療，但是過了幾週，症狀減輕後，就懶得治療，而使得症狀又再發。

要確實治療，到底必須持續治療多久呢？事實上，很難說明確實的期間。以患者的觀點而言，可能因為不了解狀況而在中途停止治療。但是我想至少需要持續數週的治療，否則無法使菌死亡。

■接近常在菌的白癬菌的性格會導致再發

我所服務的醫院皮膚科門診中，對於真菌症患者全部會利用培養而確認原因菌。根據資料顯示，足白癬的原因菌紅色菌☆6和趾間菌☆7各占約五〇％。此外，

一旦治好的足白癬再發時，進行培養後幾乎都會發現與先前分離出來的菌為同種菌，也就是說，以前引起病變的菌隱藏在某處，到了適當的時期又再增加了。

那麼，白癬菌到底隱藏在何處呢？其中一處就是較厚的角質層深部。角質層是由硬而強的角蛋白所形成的，藥物無法到達深部。足白癬看似治好時，角質層中還有少數白癬菌生存著。尤其白癬波及指甲時，硬而厚的指甲正是白癬菌好的保存庫。

還有一點就是在病變周圍看似正常的皮膚有菌存在。不只是足白癬，像白癬病巢的周圍，有些部分雖然有白癬菌存在，但是不見得會出現症狀。

白癬的病變，是在白癬菌不斷地增加，對於宿主☆8（人類）造成損害時，宿主會產生免疫學的排除反應，而引起白癬病變。但是如果是人類所熟悉的菌，就很難產生這種反應。關於這一點先前已經詳細敘述了。

但是，一部分的白癬菌，尤其是紅色菌等，為嗜人性菌，是人類熟悉的菌。對於這種菌，宿主就不容易產生排除反應。

這種現象與常在菌☆9的性格非常類似。治療的困難度也與念珠菌或表皮葡萄球菌等人類的常在菌，各自棲息在陰部和表皮而很難根絕的道理完全相同。

長期接觸的人類和一部分的白癬菌之間，已經成立了接近常在菌的關係。據說人類開始穿鞋之後，足的溫度和濕度就超出必要以上地提高，而形成一個接近常在菌的白癬菌能夠過剩繁殖的環境。足白癬就是宿主對於白癬菌產生排除反應的狀態，也就是說人類製造出來的狀態。如果改善局部的條件使用抗真菌劑時，就能消除病變，但是白癬菌具有穩定的常在菌性格，因此能夠生存下來，等待局部的溫度和濕度增高時，再次增加，又再發為明顯的白癬病變。

所以，堪稱為現代病或文明病的香港腳與足白癬的意義就在於此。

☆1 mcg 1mcg為一微克，是一百萬分之公克的意思。

☆2 **角質化型（足白癬）** 整個足底的皮膚（正確說法應該是角質層）增厚、皸裂型。

☆3 **趾間型（足白癬）** 趾縫泛白泡脹、脫皮型。

☆4 **念珠菌、念珠菌症、皮膚念珠菌症** 念珠菌是經常存在於消化管中的一種黴菌。由念珠菌所引起的疾病稱為念珠菌症，如果出現在皮膚則稱為皮膚念珠菌症。

☆5 **氫氧化鉀標本（檢查）** 也稱為氫氧化鉀鏡檢法。是利用氫氧化鉀（ＫＯＨ、強鹼性）液溶解組織中的蛋白，利用亮度差觀察存在於其中的真菌的方法。因為很方便，所以是皮膚科的基本手技之一。

☆6 **紅色菌** 學名 Trichophyton rubrum。是人類白癬最重要的原因菌。分布於全世界，是頑癬、腹股溝癬、足白癬等的原因。

☆7 **趾間菌** 學名 Trichophyton mentagrophy tes.var. interdigitale。為人類白癬的原因菌，是僅次於紅色菌的重要菌種。也是從足白癬分離出較多的菌。

☆8 **宿主** 一些寄生體（這裡指的是白癬菌）寄生的對象（這裡指的是人）。

☆9 **常在菌** 皮膚或消化管等處有多數微生物維持一定的均衡數目共存。這種菌稱為常在菌，和暫時附著、增殖製造病變的病巢菌不同。

香港腳的護理與預防

香港腳是在足部形成之皮膚病的廣義病名，當然其中也包括足白癬在內。本章針對香港腳患者到底應注意哪些事項進行生活指導。首先敘述一般注意事項，其次介紹積極預防足白癬的方法，以及特別難以治療的高齡者，其足白癬的治療注意事項。

香港腳的一般護理如何進行

診治門診患者時，看到趾縫間泡脹或糜爛，但是並沒有發現白癬菌，這一類的患者很多。這就是複合病變的趾間型白癬，也就是並非單純的足白癬。像這一類的患者，大都是一整天穿著鞋子在公司或工廠內工作的人。

這些患者首先必須注意的是，盡可能保持足（尤其是趾縫間）的乾燥。因此必須注意以下的事項：

①、盡可能選擇以通風良好的素材製成及設計的鞋子。關於這一點，選擇腳趾能夠伸展的涼鞋較為理想。

②、同樣地，盡可能選擇通風良好的襪子。

③、一天之中，盡可能不要長時間穿鞋。而且要下意識地多張開趾縫間

④、讓整個足保持涼爽。

⑤、保持足部的清潔。

選擇市售的普通肥皂清洗就可以了。清洗後一定要保持乾燥。不需要使用特別的消毒劑。事實上如果在糜爛的部位塗抹各種藥物，反而容易引起斑疹。同樣是斑疹，最麻煩的是可能會引起過敏性斑疹，因此要注意。

利用防臭劑或制汗劑等製品也是同樣的情形。這些製品配合了具有抑制局部細菌作用的藥物等，但是還會成為斑疹的原因。使用時，剛開始要少量、短時間地試用，確認無異常時再使用。

對於香港腳的護理，大致方法如上。但是實際上要配合各種情形，謀求詳細的對策。以下以足白癬為主，為各位探討治療法。

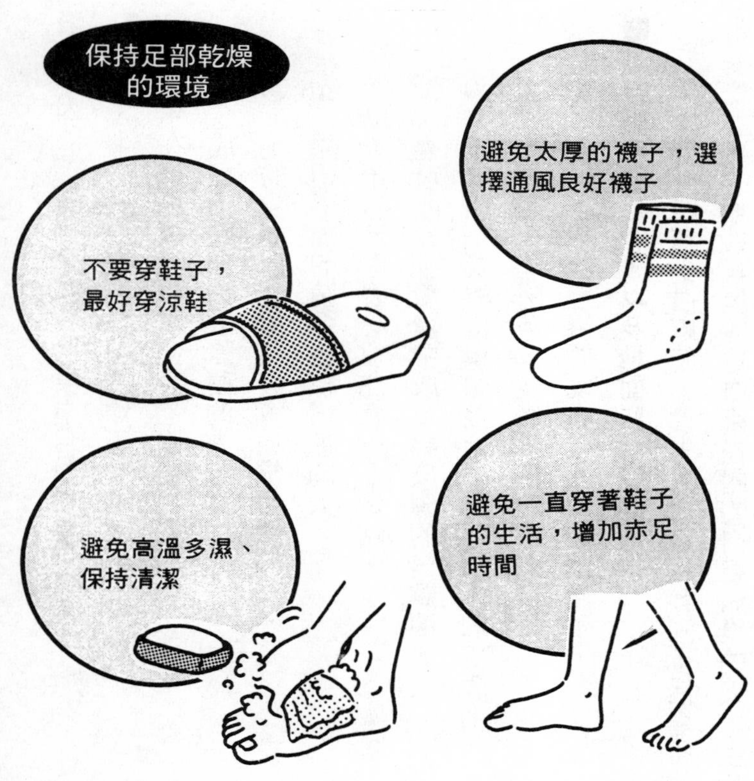

如何預防足白癬

以下探討並非一般的香港腳而是足白癬，和與足白癬有密切關係的足的變化。

■容易形成足白癬的條件與預防的條件

首先，探討哪一種人容易罹患足白癬。先前說過，成為白癬原因的黴菌在圍繞人類的環境中，因偶然的機會附著於人類的皮膚，在那兒得到適合的環境而增加，因此，具有下述條件者，容易罹患足白癬。

①、生活於存在很多菌的環境中的人。

②、在這種環境中，菌容易附著於皮膚的人。

③、或是不會立刻去除菌的人。

④、足的皮膚成為黴菌發育適當環境的人。

⑤、開始增加的菌會持續增加的人。

所以，預防足白癬必須注意以下幾點。

①、盡可能減少環境中成為感染源的白癬菌。

②、盡可能不要讓白癬菌蔓延，附著於人的皮膚上。

③、盡可能去除附著於皮膚上的白癬菌。

④、盡可能不讓殘留於皮膚上的白癬菌增殖。

■勵行患者的治療，以及地面和地毯的清掃

關於盡可能減少白癬菌，首先，家庭和共同生活場所的注意事項如下：在家庭和團體生活中，具有包括足白癬在內的白癬病巢的人，生活於團體中時，菌就會由病巢掉落，在環境中生存一陣子。因此，患者一定要充分進行白癬的治療，同時不

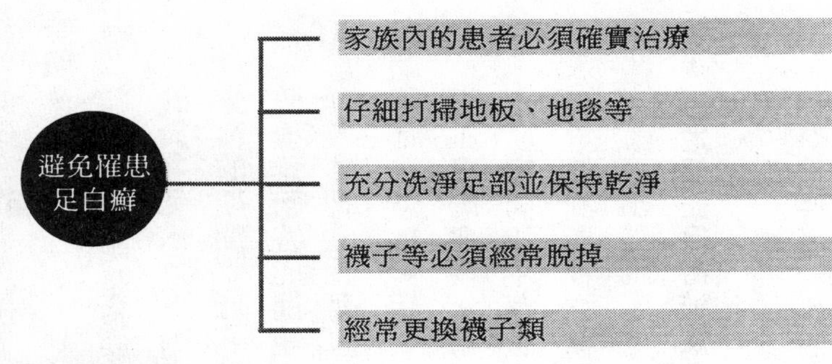

足白癬的預防

要讓活的白癬菌在環境中蔓延，這一點非常重要。

此外，一旦從患者皮膚上掉落的白癬菌，為了減少附著於其他人（宿主）身上的機會，因此，一定要好好地清掃地面或地毯等，才是預防方法。這時，不需要特別的滅菌處置，只要確實打掃乾淨，徹底清除垃圾。

原因菌由白癬病巢掉落到周圍的情形，有很多資料。例如公共場所，體育館等的地面、游泳池畔或淋浴室，或是一般家庭的地板、墊子、地毯等上方掉落的小灰塵，或垃圾加以收集而培養菌時，事實證明發現了白癬菌。

在家庭環境方面，有白癬患者的家庭中，發現菌的頻度較高。而且菌只要在患者接受白癬治療之後就會減少。

更直接的方法，就是檢查剛穿過的拖鞋或襪子，發現的確有白癬菌附著，這就是最佳證明。

其次的問題是掉落的菌會活多久，對於其他人到底有多少感染力。

生存的期間到底有多少？這的確是一個很難回答的問題。首先，環境濕度的高或低、溫度的情形，及菌的種類等都會造成影響。

經由實驗發現，普通的居住環境中，(1)白癬菌能生存數日～數週、(2)日本最重要的二種白癬菌中，趾間菌比紅色菌更為長生。

■洗淨足部並保持乾燥就不會有菌附著

將偶然附著於皮膚上的白癬菌立

菌容易附著於足的條件

有沒有菌容易附著的特定人存在呢？

可能皮膚出現小的皸裂現象的人，比皮膚光滑的人更容易有菌附著吧！或是趾縫狹窄、趾頭經常黏在一起的人，或是指甲周圍凹凸變形的人，菌較容易附著。

皮膚表面的分子程度具有個人差，有些人容易有白癬菌附著，而有些人較不容易。也就是說，皮膚表面具有特定分子構造的人，就有白癬菌容易附著的現象。關於這一點，不只是黴菌，就是細菌、皮膚和粘膜之間也有這樣的現象。

皮膚表面的構造是遺傳所造成的。因此，同樣的家族中，可能會出現複數足白癬患者的原因，不單是菌容易散播在家庭內而附著在足上，也與足的皮膚構造容易造成菌附著有關。

是否容易罹患足白癬，必須廣泛檢討先前所列舉之趾縫的間隔、溫度、濕度等，再做出結論。

刻去除非常重要。除了專欄中為各位敘述的菌容易附著的條件以外，還包括一些物理條件在內。

例如，白癬菌偶然附著於皮膚的表面時，如果立刻清洗，就可將其去除。但是，菌附著之後如果立刻穿上鞋子等，白癬菌很難去除。不常洗足部的人當然就更不容易去除菌了。

具體而言，到底要間隔多少時間，或是清洗足部時要使用多大的強度等，目前並沒有任何資料。可是，在白癬菌容易掉落的場所（游泳池、體育館、淋浴室等）走動時，事後應盡可能仔細清洗足，連趾縫間都必須清洗乾淨。清洗之前仔細觀察趾縫的皮膚，確認是否有脫皮的部位，或是白色泡脹的部位。此外，清洗後必須用水再次沖洗乾淨。

沖洗乾淨後保持乾燥。去除水分後光著腳使足部充分乾燥。尤其是趾縫狹窄的人，一定要努力張開趾縫，使用電風扇或溫風器等都有效。

就算白癬菌附著於皮膚，如果沒有在此增加，侵入角質層中，很容易清洗掉。但是，菌一旦在足部得到棲息的場所，新的菌絲蔓延、深入角質層中時，想要清洗掉就很困難了。為了加以預防，必須盡可能多清洗足部。但是，沖洗後也要考慮乾燥的問題，所以也不能夠太頻繁地清洗。因此，以「盡可能每天清洗」為原則。

■更換襪子和絲襪

如果洗淨足部後還穿著以往穿的襪子或絲襪時，白癬菌當然會再次附著於皮膚上，必須注意。

經由許多實驗證明，白癬患者所使用過的襪子還殘存著白癬菌。那麼，到底要如何清洗才能使白癬菌從襪子上消失呢？因條件的不同，很難回答這個問題。總之，為了預防白癬的感染，依照普通的方式，洗濯後充分乾燥就可以了。對於衣物的洗濯而言也是同樣的情形。

洗濯時不需要使用特別的消毒劑。當然，每天更換衣物較為有效。對於一整天都穿著鞋子於工作場中工作的人而言，更有幫助。

尤其是待在工廠中工作的人，為了防災，必須穿上腳尖處用鐵保護的安全鞋，所以，足的護理成為一大問題。目前並沒有好方法，只能在休息時間盡可能脫掉鞋子或襪子，保持趾縫間的乾燥。

有些人認為足的護理使用噴霧劑或粉有效。但是製品少，而且醫藥品及類似製品的效力檢定還不周全。在公共設施的使用，或租用的涼鞋或鞋類、飾物類的消毒都可以使用這類製品，將來可能會成為可以廣泛使用的有用藥劑。

■搖擺不定的治療會導致再發

足白癬是附著於足的白癬菌在此定居增殖。不過，到實際上肉眼能夠看到的病變出現為止，需要花很長的時間。

此外，一部分的人罹患了白癬菌，雖然增殖到某種程度，可是卻未出現明顯的症狀。我認為這類的狀態比較多。例如老年人的足部比較乾燥，所以症狀方面只不過是出現一些脫皮現象而已。

先前敘述過，一部分的白癬菌對人類而言，就生態學的觀點來說，具有常在菌的性格。由這一點來看，即使白癬菌存在於足，並不是嚴重的問題，最重要的是只要不成為一種疾病即可。因此，針對足白癬的治療與預防上。

①、如果能充分治療，能完全治癒時，就必須持續接受治療。

②、因為各種情況而無法完全治療時，至少要控制症狀到不會對生活造成妨礙的程度，同時，也要避免將菌散布到周圍。

只要做到這二點就可以了。但是，現在足白癬的治療則介於二者之間，大都會反覆出現搖擺不定的情形，這就是導致再發的原因。

高齡者的足白癬之預防及治療必須注意哪些事項

以上所敘述的治療法中，後者，也就是一邊控制症狀一邊生活的方式，有各種不同的方法。其代表的就是高齡者或有一些合併症出現，或是藉著自己和家人之手無法充分治療的情形。

這些狀況容易成為治療的阻礙。

①、角質化型☆1足白癬、甲白癬的頻度較高，這種病型很難出現治療效果。

②、無法護理自己的足，必須假借他人之手的護理。大都會「無法搔著癢處」。例如只是想要修剪指甲，自己就很難辦到。

③、因為罹患合併症而必須服用很多藥物，不能再增加藥物的使用。此外，由於藥物的相互作用☆2，所以造成藥物的選擇範圍狹隘。

具有以上的問題。

這時，最重要的就是不要讓香港腳對患者的生活造成不愉快，因此，為避免細菌和白癬菌在皮膚上過度增殖，首先要保持局部的清潔乾燥。

很多人問我關於泡澡的問題，認為罹患皮膚疾病時泡澡或洗淨並不好，但這是錯誤的想法。當然，如果作法錯誤，這個方法就是不好的方法。首先，是不可以使用太燙的水，或是摩擦過度。想要將皮膚表面的老廢物或微生物的污濁去除時，直接沖洗是最快速簡便的方法。使用溫水慢慢地沖洗（不要用摩擦的方式）身上的污物，也可以使用普通的肥皂，不需要使用藥用肥皂。

清洗過度或是使用太燙的水，反而會造成皮膚的損害。

選擇治療藥的注意事項如下：

關於角質化型足白癬或甲白癬方面，通常使用內服劑治療。但是罹患合併症而服用藥物的患者，基於先前所敘述的理由，不能再使用內服劑。因此，只好利用密封敷料法（ＯＤＴ）☆[3]或重層法☆[4]等特殊外用療法來代替內服劑，當成輔助療法，但是光靠自己一人進行很困難。

關於外用劑方面，腳趾無法充分活動時使用效果較低，反而容易引發副作用。嚴重時為了預防斑疹，可能二天才使用一次，必須控制使用量。

因此，高齡者的足白癬治療，的確不充分。極端的情形甚至放棄完全治癒，只要能夠去除不愉快的症狀，不要成為家人的感染源就夠了。但是，皮膚護理應該是對於每種疾病、每位患者都仔細進行才對。

像這種需要特殊護理的情況，除了高齡者之外，還有各種情形。這時，關於足的護理，應用先前所敘述的事項就可以了。例如，足麻痺的人，趾縫無法充分張開，一旦趾縫出現病變就很難治癒，所以一定得花點工夫使趾縫張開。

護理足部時，可藉助各種素材和藥品的力量。例如，利用通風良好的素材製作的鞋子，或是利用乾燥劑等，詳情在第二部及第三部的Q&A中，依項目別敘述，請參照處理。

☆1　**角質化型（足白癬）**　整個足底的皮膚（正確的說法應該是角質層）增厚、皸裂型。

☆2　**藥物的相互作用**　只使用一種藥物不會出現的副作用，但使用二種以上的藥物時卻出現強烈副作用的現象。

或是同時使用二種以上的藥物時，出現單獨使用時不會出現的作用，或是某種藥物增強或反而減弱。

☆3　**密封敷料法**　ODT（Occlusive Dressing Technique）法。將外用劑塗抹在皮膚上，在其上方使用塑膠片（食品等的保鮮膜材）覆蓋密封，提高藥物吸收率的方法。

☆4　**重層法**　將二種外用藥重複塗抹，利用一種藥劑的作用提高另一種藥劑作用的方法。

第二部

香港腳的治療Q&A

何謂香港腳

Q 附著於生物上的黴菌

也許大家會認為一般黴菌不會附著於生物上，但是香港腳的黴菌，為何會附著於人體呢？

關於這個問題的回答是，「通常肉眼看得到的黴菌不會附著在生物上」，所以並不是說「黴菌不會附著在生物上」。

黴菌在地球上的生物中，是最能適應環境的一種。棲息範圍從溫泉中到南極都有。不論活的或死的物質都可以成為黴菌的營養。甚至聽說有的黴菌生存於噴射機的燃料槽中。當然，只有一種黴菌時不具有這種作用。據說五萬種的黴菌種類中，的確有能夠忍受這種極端生活的黴菌。

但是，附著在生物上的黴菌，包括附著於腐爛水果上的黴菌，或是使水槽中的魚長白毛的黴菌等。這些都可以算是「黴菌所引起的疾病」。

而人類活著時有很多的黴菌附著。當然，其中大多數的黴菌不喜歡健康人，而喜歡罹患某些疾病的人，就是具有「觀望感染」☆1的型態。例如肺的曲黴症☆2，腦的隱球菌症☆3等，都是很好的例子。尤其後者會合併愛滋病存在，因此最近非常有名。

此外，在人類的腸中，即使是健康人也會棲息著念珠菌☆4的黴菌。嚴格說起來，並不是棲息在活的細胞或組織中，而是棲息於活的人體內。

成為香港腳原因的白癬菌，開始時是棲息於土中的黴菌。而後逐漸進化為能夠棲息在人類皮膚，覆蓋在身體的活的器官上。

當黴菌棲息在皮膚上時，為了將其趕走，人類就會出現反應（發炎症狀）。這就成為頑癬或香港腳的症狀。

☆1　**觀望感染（症）**　對健康的人而言，幾乎不具有病原性的一部分細菌或黴菌，對於免疫能力較差的人而言會成為病原菌，而造成感染症。這種狀態就稱為觀望感染。

☆2 **曲黴症** 在我們身邊數量最多的一種黴菌。由曲黴菌所引起的肺或皮膚的感染症，稱為曲黴症。這種黴菌病原性較弱，為觀望感染的代表例。

☆3 **隱球菌症** 在鳥糞中經常會發現的隱球菌，造成中樞神經或肺、皮膚的感染症，也是觀望感染的一種。

☆4 **念珠菌、念珠菌症、皮膚念珠菌症** 念珠菌是經常存在於消化管中的一種黴菌。由念珠菌所引起的疾病稱為念珠菌症，如果出現在皮膚則稱為皮膚念珠菌症。

Q 症狀或藥物效果不同的理由

聽說香港腳的症狀和藥物效果因人而異，各有不同。難道是成為香港腳原因的黴菌種類這麼多嗎？

首先敘述第二個問題。如表I所列舉的，在日本目前已知有五～六種白癬的原因菌。

這些白癬菌感染人體時，所引起的症狀和流行，與感染的方式稍有不同。因此，對於抗真菌劑藥物的感受性也稍具不同。

由此可知，藥物對於每位患者都有不同的效果。但是，抗真菌劑的效果因菌種的不同而會產生差距，事實上是因為它的濃度從百分之數百到數千分之一的低濃度所致。普通的外用抗白癬劑，其中所含的抗真菌劑的成分為一～二％的高濃度，因此，各種菌種的感受性的差距，事實上對於藥物的效果不會造成任何影響。

但是，每一位患者卻出現藥物的效果差距，因為患者對於白癬菌的易感染性☆1或年齡、性別、生活環境等，造成這種影響，或是白癬菌在周圍會造成多少程度的再發性感染，以及因治療方式的不同等而產生了差距。

☆1　**易感染性**　表示感染容易程度的名稱。

Q 香港腳的感染力

香港腳的感染力到底有多強。周圍的人如果罹患香港腳時，傳染的可能性是否很高呢？

香港腳與內科或小兒科的傳染病相比時，屬於感染力較弱者。

周圍有罹患香港腳的人時，不見得就會被感染。香港腳之所以會傳染，是因為患者掉落的白癬菌附著於皮膚，且必須在皮膚增殖才會造成傳染，但是這時需要花較長的時間。

例如，在游泳池或體育館中，足部沾到白癬菌，如果清洗充分及保持乾燥，則創造了一個黴菌無法增加的環境，就不會罹患香港腳了。

詳情請參照第一部。

但是，在家庭中的情況就稍有不同了。家庭中如果出現未治療足白癬的患者時，不斷有白癬菌掉落到地面上，在這種環境中生活的家人，的確處於被白癬菌附著的機率較高的環境中。由於本身為凹凸較多的型態，以及穿鞋的生活習慣，所以容易製造一個白癬菌易於增加的高溫多濕的環境。在這種狀況下，當然就容易傳染給周圍的人了。

兒童罹患足白癬時，家庭中一定有其他罹患足白癬的成員存在。此外，如果是父母罹患足白癬的家庭，則這個家庭的孩子與父母未罹患足白癬的孩子相比較，不論有無症狀，當然帶有白癬菌的機率較高（表5）。

這也表示，在家庭中較容易傳染足白癬。

表5　沒有病變的足發現白癬菌的兒童數與家族的足白癬狀況

	〔年齡層〕10歲以下	11～20歲	計
有足白癬患者的家庭	4/21	3/12	7/33
沒有足白癬患者的家庭	0/16	2/11	2/27

（菌陽性的兒童數／檢查數）
有足白癬患者家庭的兒童，在較早的時期就會發現足部有癬菌附著

Q 香港腳的種類與雙重感染、併發症

聽說香港腳有各種不同的種類，會不會一次感染很多種香港腳呢？此外，香港腳以外的細菌也會合併出現嗎？

這是關於香港腳原因菌的問題。

所謂香港腳，一般而言就是足的皮膚脫落、發癢的皮膚病的總稱，以足白癬為其代表。由這個意義來看，除了足白癬以外，像斑疹或汗疱☆1等，並非黴菌而是細菌所造成的趾縫間的糜爛，也可以算是香港腳的同類。

由別的立場來看，香港腳的代表之足白癬，也分為趾間型☆2、小水疱型☆3、角質化型☆4，以及甲白癬等病型。所以，一位患者當然可能同時擁有這些病型。

但是，對於「一次會感染幾種香港腳」這種問題，我推測你想問的應該是「是否會同時感染二種以上的白癬菌」？

足白癬代表的原因菌是紅色菌☆5和趾間菌☆6，在足白癬中大致含有同樣的比例。這二種白癬菌就占了原因菌的九〇%以上。有時在同樣之足的病巢中，會同時發現這二種菌。也就是說，這時二種菌共存於同樣的場所，或是分布的範圍重疊。所以，原則上是否為分別棲息於不同的場所，則不得而知。但是，有時候也會出現同時感染二種白癬菌的現象。

其次是關於香港腳（足白癬）與其他的細菌感染是否會合併出現呢？

趾間部（趾縫）高溫多濕，在這種條件下，當然會有很多的細菌棲息。對於白癬菌而言是非常好的條件，同時也是其他細菌容易棲息的條件。

因此，足白癬中也會發現許多其他的細菌。一旦足部潮濕時，對於細菌而言非常有利，附著的細菌會造成趾間糜爛。但是另一方面，趾縫的患部在潮濕的環境中，是有利於白癬菌和細菌生存的環境。

☆1　**汗疱**　大量流汗時，皮膚面阻止汗排出，在手掌或腳底形成小水疱，稱為汗疱。

☆2　**趾間型（足白癬）**　趾縫泛白泡脹、脫皮型。

☆3　**小水疱型（足白癬）**　足底和腳趾根部出現小水疱型。

☆4　**角質化型（足白癬）**　整個足底的皮膚（正確的說法應該是角質層）增厚、皸裂型。

☆5　**紅色菌**　學名 Trichophyton rubrum。是人類白癬最重要的原因菌。分布於全世界，是頑癬、腹股溝癬、足白癬等的原因。

☆6　**趾間菌**　學名 Trichophyton mentagrophy tes. var. interdigitale。為人類白癬的原因菌，是僅次於紅色菌的重要菌種。也是從足白癬分離出較多的菌。

Q　香港腳與體質的遺傳

二十幾歲的男性。祖父和父母都罹患香港腳，據說是「香港腳家族系統」。是否有容易罹患香港腳的體質呢？

的確有容易罹患香港腳的家族系統。單純地想，腳趾太粗而趾縫狹窄的人容易罹患香港腳，而這種腳型是會遺傳的，所以的確有這種原因存在。

關於白癬菌棲息在皮膚表面的難易度，以及一旦棲息在皮膚表面的白癬菌，人體在免疫學上所產生的排除反應的強度等，都是由遺傳決定的性質。以這方面而言，的確存在容易罹患香港腳的家族系統。

但是，探討「香港腳的家族系統」時，首先必須考慮遺傳以外的問題。例如，家人中有足白癬的患者，家中散布白癬菌，其他人當然容易罹患白癬。看起來也許會讓人誤以為是遺傳。此外，在家庭內的習慣（泡澡的次數或穿著鞋襪的使用狀況）等，也可能被誤以為是家族內的香港腳遺傳問題。

每一位患者就是由這些條件互相組合而決定是否會罹患香港腳。

Q 只有一隻腳罹患香港腳

四十幾歲的男性。持續二十幾年來和香港腳相處，但是只有左腳出現症狀，右腳沒有症狀，原因為何？

這的確是罕見的有趣現象。理由有以下幾點：

①、左右足的構造和日常習慣有些不同，只有一隻腳形成白癬菌增殖的有利環境，因此，這只是單純的機會問題，而使一隻腳罹患了香港腳。

②、白癬菌雖然附著於兩側的足而不斷地增加，但是基於①的理由，所以一隻腳增殖的程度較輕。因此，白癬菌的密度不高，沒有辦法引起宿主☆1方面之免疫學的反應。

③、雙足都有白癬菌，但是一邊的症狀非常強烈，而另一邊的症狀就被忽略了。

根據我的調查，即使只有一隻腳出現足白癬的患者，詳細調查後發現健康側的腳也有白癬菌存在。所以②或③的狀況較多。

☆1　宿主　一些寄生體（這裡指的是白癬菌）寄生的對象（這裡指的是人）。

Q 除了腳以外，香港腳對其他部位的感染

聽說香港腳除了足部以外，也會感染其他的部位。如果是香港腳，這種感染的可能性是否很高呢？如果存在容易傳染到腳以外的條件時，請告知是哪些條件

白癬菌喜歡在潮濕的地方增殖。足部出現白癬時，身體其他部分也容易有白癬菌附著。如果這些部位出現潮濕的狀態，或是形成有利於白癬菌增殖的好條件時，當然就會出現白癬的症狀。具體而言就是腹股溝根部的皮膚摩擦處，或是因為治療其他疾病而塗抹軟膏（尤其是副腎皮質類固醇劑軟膏）等情形。

例如，成人的頭部或是鬍鬚的部分出現塞爾薩斯膿癬☆1或白癬性毛瘡☆2等疾病時，首先必須懷疑足部是否罹患白癬。

有時候斑疹或掌蹠膿疱症☆3等疾病，也可能是因為足部有香港腳的毛病，這些皮膚病的發疹，不單是腳，在身體的其他部位也會出現同樣的症狀，這些都可以視為香港腳的轉移，必須注意。

原本出現在身體或手臂的頑癬，就是從動物或泥土轉而附著在人類皮膚的菌所引起的。頑癬的患部不會傳染到腳，或是趾縫。

☆1　**塞爾薩斯膿癬**　白癬菌寄生於頭髮，侵入皮膚深處，引起發炎性較強的病巢。

☆2　**白癬性毛瘡**　男性的鬍鬚部分所形成的塞爾薩斯膿癬型病變。

☆3　**掌蹠膿疱症**　手掌或腳底心等處出現小水疱、膿疱（帶膿的水疱）的皮膚病。中年以後較常見。原因包括慢性扁桃腺炎、金屬過敏等。

Q 香港手與香港腳

香港手和香港腳相同嗎？如果足部出現香港腳，手部是否也會出現香港手呢？

香港手（這裡只限於手白癬）與足白癬大致相同。大致相同的意思是指都是由白癬菌所造成的感染，但是細分則仍有不同。

手白癬幾乎都是由手掌開始的，指縫之間不會乾燥。也很少形成小水疱。幾乎都是皮增厚或脫皮。如果出現在足部時，類似角質化型☆1足白癬。此外，很少出現在雙手，幾乎都是出現在單手。

談及原因菌，像足白癬中的趾間型☆2，就是紅色菌和趾間菌各占半數，而手則幾乎都是由紅色菌所引起的。有的外用抗真菌劑無效，與足的角質化型的原因菌的頻度和症狀非常類似。手的白癬幾乎都是繼足的白癬後而產生的。也就是說，足部出現白癬，尤其是趾甲有病變時，傳染到手的危險性會增高。

☆1　角質化型（足白癬）　整個足底的皮膚（正確的說法應該是角質層）增厚、皸裂型。

☆2　趾間型（足白癬）　趾縫泛白泡脹、脫皮型。

Q 香港腳與觀望感染

聽說香港腳的同類會感染到內臟，但是香港腳本身應該不會引起重大疾病的原因吧？

黴菌之中，有些容易在內臟形成病變。例如曲黴菌和隱珠菌等都是。此外，皮膚上經常看到的念珠菌，也會在內臟引起病變。

但是，出現在國內之內臟的真菌症，全都是由於宿主對外的防禦力有缺陷而造成的，也就是所謂的觀望感染。會造成防禦力缺陷的，大都是白血病等血液疾病，或淋巴瘤、糖尿病、惡性腫瘤等的末期狀態，抗腫瘤劑、免疫抑制劑或副腎皮質類固醇的使用等。

白癬菌在內臟製造病變的例子很少見。而且大都是觀望感染型。此外，在這種情況下，皮膚的白癬症狀與平常的症狀大多不同，特徵是治療較為困難。

相反地，這些白癬菌對於皮膚的感染，不會成為其他內臟真菌症的誘因。雖說如此，足或身體的白癬或頑癬等仍不能放任不管。

Q

糖尿病與香港腳

聽說一旦罹患糖尿病就容易罹患香港腳，是真的嗎？有沒有其他會對香港腳造成影響的疾病呢

根據我服務之醫院的皮膚科門診的資料顯示，就算罹患糖尿病，不見得就容易罹患足白癬或香港腳。但是，罹患糖尿病後，對於各種感染症的抵抗力會減退。主要原因是因為罹患糖尿病之後，血液中的白血球中，對於細菌具有防禦能力的多核白血球的機能減退所致。但是容易罹患足白癬與多核白血球的功能無關。所以，即使罹患糖尿病，也不見得容易罹患香港腳。

●糖尿病容易引起的黴菌合併症

黴菌的同類毛黴症☆1主要會在內臟造成病變的疾病，而外陰部的念珠菌☆2症則是糖尿病患者容易合併的疾病。尤其外陰部的念珠菌症會長期發癢，是很難處理的合併症。

罹患糖尿病時，足末端部的血液循環不良，容易出現足部乾燥或表皮最上層的角質層增厚或脫落等變化。因為這些變化而不容易辨認真正足白癬的症狀，因此必

須注意。也就是說，因為足乾燥，足白癬的症狀逐漸減輕，或是因為糖尿病而出現皮膚的變化，容易造成混淆，所以容易忽略了對於白癬菌的檢查與治療。

糖尿病的合併症，是較容易造成細菌感染，而最可怕的就是壞死性肌膜炎☆3及非梭狀芽胞桿菌性氣性壞疽☆4。這些都容易在足發生，由皮膚侵入的細菌會急速破壞組織，因此，放任不管可能會危及生命。

必須注意的是趾縫間的白癬患部，是這些菌類侵入的門戶。所以，腳趾太粗或趾縫潮濕發白柔軟的人，必須充分注意。關於糖尿病患者的足及皮膚的護理，在以下的問題中為各位敘述。

●會對白癬造成影響的其他疾病

除了糖尿病以外，會對白癬造成影響的其他疾病，就是天生表皮的角質層較厚的先天性掌蹠角質化症，或是全身淋巴節的疾病惡性淋巴瘤等。不過，這些發生的頻度比較少，但是後者是免疫不全狀態的原因，會在全身製造廣泛的病巢，容易引起較難治癒的白癬病巢及甲白癬等。愛滋病也會出現同樣的症狀，相信大家都知道。

此外，雖然不是生病，可是內服或外用副腎皮質類固醇劑時，包括白癬在內，容易罹患很多的黴菌疾病。尤其是在足的皮膚形成的斑疹和掌蹠膿疱症☆5等皮膚病，一旦使用副腎皮質類固醇劑時，會出現與平常不同的白癬。不只是足部，使用副腎皮質類固醇劑時，一定必須小心，這一類的藥物一定要在醫師的控制之下使用。

☆1　**毛黴症**　毛黴屬等發育迅速的一群黴菌所引起的深在性真菌症。

☆2　**念珠菌、念珠菌症、皮膚念珠菌症**　念珠菌是經常存在於消化管中的一種黴菌。由念珠菌所引起的疾病稱為念珠菌症，如果出現在皮膚則稱為皮膚念珠菌症。

☆3　**壞死性肌膜炎**　由鏈球菌或複數菌所造成的感染症，會迅速擴大到皮膚深部，導致嚴重的結果。

☆4　**氣性壞疽（非梭狀芽胞桿菌性氣性壞疽）**　特徵是病變部會產生氣體，為皮下特殊細菌感染症。因為是由梭狀芽胞桿菌所引起的，所以非常有名。此外，也可能因為腸內細菌等而引起同樣的氣體，這種情形就稱為非梭狀芽胞桿菌性氣性壞疽。

☆5　**掌蹠膿疱症**　手掌或腳底心等處出現小水疱、膿疱（帶膿的水疱）的皮膚病。中年以後較常見。原因包括慢性扁桃腺炎、金屬過敏等。

Q　糖尿病的皮膚護理

進行檢查時，醫生告知罹患糖尿病。關於皮膚的護理方面，有沒有特

別需要注意的事項呢？

糖尿病患者的皮膚，一般而言較為乾燥，皮膚的表面容易粗糙，此外，只有腳底一部分的皮膚增厚，也就是容易長繭。所以，罹患糖尿病的人，在皮膚的護理上必須注意以下事項：

①、足白癬的檢查與確認

首先，要經由皮膚科醫師檢查，確認是否罹患足白癬。如果知道有香港腳的黴菌存在時，就要利用適當的抗真菌劑好好地治療。關於用藥方面具有個人差，所以一定要和皮膚科醫生商量。這是因為以足白癬為關鍵，可能會引起更嚴重的細菌感染所致。

趾縫間必須盡可能保持乾燥，不要穿著太緊的襪子或鞋子。

經常用手掰開趾縫間，仔細觀察，如果出現泛白泡脹的現象時，就要接受皮膚科醫師的檢查。如果保持趾縫乾燥，就不會出現這些變化了。

②、注意足的清潔

不需要使用特別的肥皂洗濯，不過連趾縫都要清洗乾淨，清洗後要擦乾水分，並保持乾燥。不用特別使用粉類護理。

③、皮膚變厚變硬時必須注意

長繭（皮膚科稱為胼胝）時如果放任不管，會形成孔，而出現難治的潰瘍。不只是長繭，出現小的傷口等也要接受皮膚科醫師的治療。同時，指甲不可剪得太短。

④、注意皮膚的乾燥與發癢

足脛（小腿）到足的皮膚乾燥、發癢時，必須和皮膚科醫師商量，可以使用適當的保濕劑和止癢劑。泡熱水澡或長時間泡澡會成為皮膚乾燥的原因。

兒童的香港腳增加的原因

Q　最近，連兒童的香港腳都有增加的趨勢，原因到底是什麼？

的確，兒童的香港腳有增加的趨勢，其原因就是養成穿鞋的習慣，而且長時間穿鞋的機會增加，或是由於暖氣的普及，造成足（尤其是趾縫）容易長黴菌的條件。足白癬或甲白癬的患者數增加，因此，在家庭內傳染足白癬的機會也增加了。

各種化學製品或合成劑等容易引起斑疹，而在引起斑疹的同時，香港腳也增加了。我有時候會看到因布鞋或玩具所引起的皮膚炎，因為擔心是香港腳而前來受診的患者。此外，隨著生活水準的提升，接受皮膚科醫師診察的機會增多了，所以這些以往被忽略的香港腳，就會成為治療的對象。

Q 腳趾的型態與香港腳

因腳趾型態的不同，有時容易罹患香港腳，這是真的嗎？到底是哪一種型態較容易罹患香港腳呢？

關於足的型態與香港腳的治療問題，二者的確有關，相信皮膚科醫師都有這樣的經驗。因此，是否容易罹患香港腳也與足的形狀有關。

香港腳較難痊癒的腳，具有以下的特徵。

①、趾縫較狹窄。

②、趾趾圓而粗。

③、腳尖聚集靠攏。

④、腳趾活動不良。

這種腳的趾縫容易潮濕，而且很難充分清洗乾淨，清洗後也很難保持乾燥。治療香港腳的第一步就是保持手足的清潔與乾燥。所以擁有上述的人，必須下意識地保持趾縫的清潔與乾燥才行。

香港腳的症狀與檢查、診斷

症狀的分辨方法與藥物的購買方法

Q 光靠症狀是否就能分辨香港腳呢？在藥局購買藥物時該怎麼說呢？

這是很難回答的問題。也許很多人認為在藥局不必特別說明藥品的名稱，只要說「請給我香港腳的藥」，藥劑師就會詢問到底有哪些症狀，而為你選擇藥物吧！

這時所說的香港腳可能只是足部脫皮而引起的各種皮膚病的總稱。像這種足脫皮的皮膚病，醫學上將其區分為由黴菌（真菌）所引起的足白癬和念珠菌症☆1，或是穿的東西及地面的石臘等所引起的斑疹（接觸性皮膚炎），或是突然流汗而形成小的水疱，亦即所謂的掌蹠膿疱症☆2等，包括許多疾病在內。也就是說，光是足部脫皮的階段，還無法決定清楚的病名。

在這些疾病中，足白癬是最多的，通常我們所說的香港腳是指足白癬。因此，如果你對藥劑師說要「香港腳藥」，他可能就會交給你抗真菌劑（治療白癬的藥物）。而如果你的疾病並非足白癬時，當然這種藥物就無效。

遺憾的是，沒有辦法靠皮膚的症狀來分辨足白癬與其他的皮膚病，因為各種疾病具有各種不同的特徵。如果是皮膚科醫師時，當然能夠分辨，但是如果要診斷是否為足白癬，還是要經由特殊的檢查，證明病變部有黴菌存在才行。

如果先到皮膚科專門醫師接受檢查，檢查的結果的確是足白癬時，再以平常買藥的方式購買藥品就沒有錯了。但是，如果檢查為足白癬，後來使用的治療藥物卻不合時，也可能會引起斑疹。

如果尚未接受皮膚科醫師的診查，尚未決定清楚的病名，而直接到藥局訴說各種症狀，希望對方為你選擇正確藥物的可能性就比較小了。

所以，正確的診斷最重要。診斷後才能依症狀而選擇藥物。

☆1　**念珠菌、念珠菌症、皮膚念珠菌症**　念珠菌是經常存在於消化管中的一種黴菌。由念珠菌所引起的疾病稱為念珠菌症，如果出現在皮膚則稱為皮膚念珠菌症。

☆2　**掌蹠膿疱症**　手掌或腳底心等處出現小水疱、膿疱（帶膿的水疱）的皮膚病。中年以後較常見。原因包括慢性扁桃腺炎、金屬過敏等。

Q　香港腳的症狀

香港腳有各種不同的症狀，到底何種症狀較多呢？依症狀不同，治療內容是否也不同？

我想這時你所說的香港腳是指白癬吧！

足白癬的症狀，大致分為——

①、趾縫泛白柔軟，嚴重時會糜爛（趾間型）。

②、腳趾和腳底形成小水疱（小水疱型）。

③、整個腳底增厚，或是出現小的皸裂（角質化型）。

④、指甲有白癬菌進入，變得白濁、增厚，或是指甲脫落（甲白癬）。

總之，這是由白癬菌這種黴菌所感染的疾病。黴菌有好幾種，在我國引起足白癬的黴菌，幾乎都是紅色菌和趾間菌。根據一般皮膚科門診的調查，趾間型中這些菌各占一半，小水疱型則以趾間菌稍多，角質化型和甲白癬幾乎都是由紅色菌所引起的。這二種菌的生物學差距非常小。

目前市售的抗白癬劑，對這二種菌的效果是相同的。因此，現在不必由原因菌區別足白癬而加以治療。此外，預防及感染的對策也不必特別加以區別。

抗白癬劑包括液劑、乳液劑等，有各種不同的劑型，嚴格說起來必須依照症狀加以詳細區分使用。但是，並不會因為症狀而使有效率產生差距。此外，現在的製劑的刺激性已大幅度改善，所以可按照患者個人的喜好，或是以使用的舒適感而選擇劑型，沒什

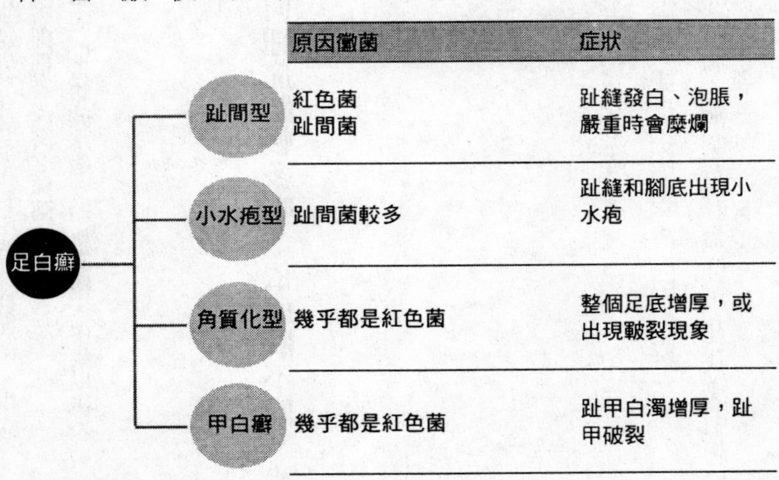

香港腳經常出現的症狀

麼大差別。

Q 幼兒的指尖發紅、指甲變形

二歲大的女孩。手指指尖發紅、指甲變形。是何種疾病呢？

這種症狀大都與足的香港腳無關。

如果是突然開始，而有強烈症狀的疼痛時，就是單純疱疹☆1。口中可能長了一些東西吧。如果符合上述的推測，最好到醫院接受診治。

如果症狀開始時較為緩慢，而且不痛不癢時，則可能是由於吸吮手指所造成的。一定要仔細觀察孩子，確認是否有這種習慣。吸吮手指所造成的指甲變化中，也包括黴菌所引起的變化在內。因此，必須前往皮膚科接受檢查。

像這種手指或指甲的變化，只要改正吸吮手指的習慣，自然就能痊癒，所以不必太擔心。與其讓孩子吸吮手指，不如讓孩子發現快樂的遊戲比較好。

☆1　**單純疱疹**　由人類疱疹病毒所造成的感染症。特徵是在口唇或陰部等處會反覆出現小水疱。

Q

幼兒的手脫皮發癢

三歲大的幼兒手脫皮發癢，是香港腳嗎？

太小出現手白癬的例子較少，而且幾乎都是由足白癬所造成的。幼兒的手指發紅、發癢、脫皮，大都是斑疹所引起的。原因是玩具或玩具塗料，以及玩泥土或砂子所造成的。

孩子在日常生活中接觸哪些物質，必須加以注意，但是不必太過於神經質。治療上必須使用副腎皮質類固醇劑。但是一定要交由皮膚科醫師處理。

Q

幼兒腳底發紅、脫皮

三歲的男孩腳底發紅、脫皮，是皮膚病嗎？

經常有人問我「這是皮膚病嗎？」的問題。我想應該說「原本是內臟的疾病而出現在皮膚上」。

內臟的疾病或先天性的疾病出現在皮膚上時，大多範圍廣泛而左右對稱。如果足部出現這種變化時，手部也可能會出現，而且左右都有。

這個例子可能是在遊戲場所形成斑疹（接觸性皮膚炎）所造成的。因為小孩的足白癬很罕見，大都是因為父母有足白癬的症狀才會傳染給孩子。所以，最好要接受皮膚科醫師的診察。

Q 幼兒的手足皮膚發黃

四歲的幼兒手足皮膚發黃。沒有脫皮、不會癢。到底是怎麼回事呢？

這也是經常有人問我的問題。如果想得嚴重些，可能是黃疸初期或藥劑所引起的，具有各種不同的原因。其中最多的一種，就是冬季時吃太多橘子而引起的柑皮症。

柑皮症的症狀特徵就是，①手足的皮膚發黃，眼的結膜和舌頭並沒有發黃、②沒有全身症狀、③沒有藥劑投與歷。一定要用眼睛再確認一次。但是，為了診斷是否為柑皮症，最好前往皮膚科接受檢查。如果是柑皮症，就不需要接受治療了。

Q 小學生手指的紅圈

就讀小學的孩子，手指出現小的紅圈斑點，是香港手嗎？但是父母並未罹患香港手。

這個疾病除了是頑癬以外，也可能是多形滲出性紅斑或凍傷等。多形滲出性紅斑的特徵是有時候會發燒、關節痛，且手足出現大小紅圈斑點。除了病毒以外，也有很多感染症是造成的原因。所以，要細說每位患者的原因是很困難的。

家中如果飼養寵物，尤其是貓、狗時，手部可能會出現頑癬，而且大都出現在手臂上。症狀持續一週以上時，就要接受皮膚科醫生的診治。

Q 小學生足底變硬，形成凹凸面

就讀小學的孩子足底有較硬的部分，皮膚粗糙，形成凹凸面，是香港腳嗎？

我想應該是疣（正確稱呼是足蹠疣）。由出現在手指的疣同樣的都是由同種病毒所引起的皮膚病。只要做出正確診斷後，就可以利用冷凍療法等治療法加以治療。這個治療也是皮膚科醫師的工作。與足白癬無關。

Q 腳跟邊緣出現黑色斑點

高中生。腳跟邊緣出現黑色的斑點。是香港腳的症狀嗎？放任不管也無妨嗎？

由你的問題看來，應該是屬於 blackheel（黑腳跟）的狀態。學習劍道或打籃球時，足部用力踩在地面上，使足的皮膚血管破裂而形成小的出血斑，出現在腳跟上，變成黑色的斑點。放任不管會自然痊癒，與足白癬無關。

如果色素斑為一～二個，而且一直出現在同樣的場所，或是慢慢朝周圍擴展時，就必須接受精密檢查了。如果擔心時，最好前往皮膚科檢查。

Q 足容易流汗、悶熱，有難聞的氣味

足容易流汗、悶熱，有難聞的氣味，是香港腳嗎？

這並不是足白癬。皮膚沒有變化。尤其年輕人，足部容易流汗時，就有這樣的

經驗。濕氣較高的地方，有各種細菌繁殖，而這些細菌製造出來的物質，就會產生難聞的氣味。要加以防止時，必須保持足的清潔、乾燥。

為使足乾燥，可以使用市售的防止發汗作用的藥劑，不過效果是暫時的。

其次是襪子和穿著的鞋子，必須選擇通氣性較佳的素材和設計，盡可能常換穿。清洗足、保持乾燥的方法，請參照第三部的自行護理章。

Q 香港腳同時有腳尖發麻和感覺遲鈍的現象

以前就有香港腳。最近腳尖發麻、感覺遲鈍，與香港腳有關嗎？

我想應該無關。白癬菌寄生的皮膚表面並沒有神經。此外，白癬菌所造成的病變也不會侵襲到神經。如果症狀持續太久時，最好接受內科檢查，確認是否為糖尿病或神經方面的疾病。

Q 不會發癢，但是足的皮膚脫落

足部的皮膚脫落，但不會發癢，這是香港腳嗎？

本書是針對一般所謂的香港腳，以及黴菌所引起的疾病足白癬而加以區別的立場所寫的書籍。你的問題是不會發癢的足白癬，這才是正確的回答。

的確有不會發癢的足白癬。有的人趾縫發癢，觀察後發現出現足白癬。也就是說以往由於未發癢而沒有察覺，足脫皮型及角質化型這種皮增厚的足白癬，大都不會發癢。因此，光是脫皮很難區別為是足白癬或是其他的皮膚病。

這就是針對這個問題的回答。不過，足白癬的症狀很多，為了確實診斷治療，最好前往皮膚科檢查。

Q 趾縫間泡脹、脫皮

二十二歲女性。二個月前開始，腳趾趾縫間泡脹，潮濕、脫皮。是香港腳嗎？

問題所提出的症狀，就是一般認為的香港腳。不過，我認為應該是由白癬菌的感染所引起的足白癬。

是否為足白癬，只要取一部分的皮膚，利用顯微鏡加以檢查，確認是否有白癬菌存在就可以了。同樣的症狀，像足長時間潮濕，造成細菌感染時也會出現這種症狀，因此，必須接受皮膚科醫師的診察，找出正確的病名，做適當的治療。

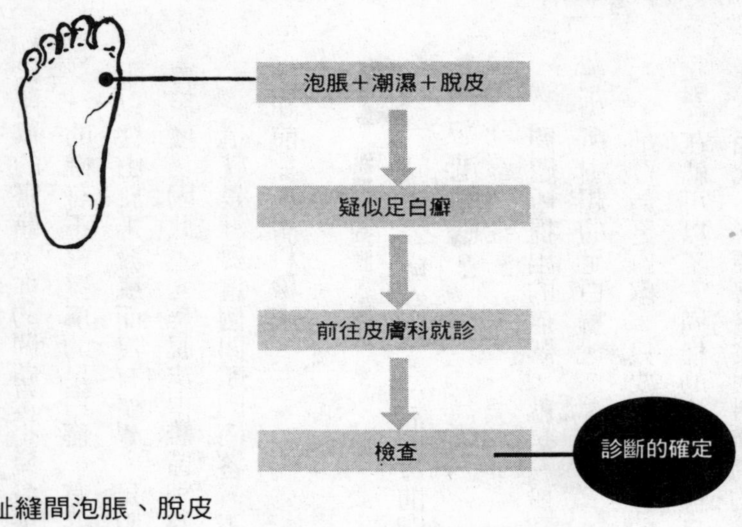

趾縫間泡脹、脫皮

Q 腳底出現小水疱、脫皮

二十幾歲的男性。到了夏天時，腳底周邊部出現小水疱，而且會脫皮，認為可能罹患了香港腳，但是不會發癢，有這一型的香港腳嗎？

這可能是小水疱型的足白癬，可能是皮鞋的皮或橡膠等物質所引起的斑疹，或是偶爾也會出現與掌蹠膿疱症☆1這種疾病同樣的症狀。為了正確治療，一定要接受皮膚科醫師的治療。

小水疱型足白癬一般會發癢，但是有時候有些患者不會發癢，所以光靠症狀無法區分病名。

此外，夏天時足悶熱的機會增多，同時

容易引起斑疹等，最好接受專門醫師的診治。

☆1　**掌蹠膿疱症**　手掌或腳底心等處出現小水疱、膿疱（帶膿的水疱）的皮膚病。中年以後較常見。原因包括慢性扁桃腺炎、金屬過敏等。

Q　足背的水疱

二十幾歲的男性，長期罹患小水疱型香港腳，最近足背出現水疱，是香港腳擴散的症狀嗎？

如果足背的水疱和足底的小水疱型足白癬連續的話，則可能是同樣的疾病。足底的疾病很明顯地是小水疱型足白癬，患部周圍也必須充分治療，但是如果治療後還是出現上述症狀時，就必須注意了。

足背形成小水疱疾病，此外還有斑疹及掌蹠膿疱症等。尤其是由足白癬的治療藥（外用抗真菌劑）所引起的斑疹，塗抹藥物會使症狀增強，所以，一定要和皮膚科醫師商量。

Q 冬天時足底變硬、皸裂

四十三歲的主婦。到了冬天時足底變硬、皸裂。丈夫也有同樣的症狀，二人都不痛不癢，是不是體質造成的影響呢？

各種皮膚病及使足底增厚、變硬。不單只是體質所造成的影響，最好接受皮膚科醫師的診察。

足底變硬，皸裂的疾病如下：

①、遺傳性的角質化症☆1。

②、角質化型足白癬。

③、由皮革或金屬所引起的斑疹（接觸性皮膚炎），或是對金屬過敏的人，對於口腔內的金屬等所產生的反應性皮膚變化。

④、掌蹠膿疱症。

此外，偶爾也可能因為梅毒或內臟的惡性腫瘤、砷中毒等而引起同樣的症狀。這些情形不能光靠發癢的有無而決定病名，一定要接受專門的檢查。

檢查症狀時，雙手是否出現同樣的變化也是非常重要的重點。雙手如果完全沒有變化，或是只有一隻手出現同樣的變化時，則可能是白癬。

此外，趾甲是否變化也是重要的檢查點，必須經由檢查確定到底是否有白癬菌存在。如果是足白癬，必須盡早加以治療。否則如果白癬菌進入趾甲中，就很難治療了。如果不治療、放任不管的話，可能會成為家人及共同生活者的感染源。

由於這對夫妻出現同樣的症狀，因此，可能是夫妻中任何一人將足白癬傳染給對方。因此，二人都必須接受檢查。

☆1　**遺傳性的角質化症**　遺傳性、先天性在全身或手掌、腳底出現厚角質增殖或形成龜裂的疾病。

Q

香港腳的足腫脹

四十幾歲的男性。持續二十幾年都有香港腳的毛病，最近覺得足腫脹，是不是要趕緊到醫院檢查呢？

你的香港腳到底是出現在哪些部位、具有哪些症狀呢？如果是趾縫間嚴重潮濕、泛白、糜爛時，則可能是足白癬惡化而造成足的腫脹。這時，通常只會出現在單腳，或是腳趾變化處的周圍會有點發紅、疼痛。有時候，大腿根部的淋巴節可能會疼痛。

雙腳都沒有發炎但腫脹時，則可能是包括腎臟在內的內科疾病，尤其是小腿的部分用手指按壓時，如果有凹陷的狀況就必須注意了。最好接受皮膚科醫師的診察。

Q 濕疹、斑疹、感染等的分辨法

以往持續了好幾年的香港腳，突然變得很嚴重，有糜爛現象。聽說香港腳會合併濕疹、斑疹或感染出現，這時能藉由症狀而加以分辨嗎？

香港腳或是足白癬惡化、糜爛嚴重時，甚至造成無法走路。這可以說是重症型的香港腳。這種症狀大多是放任趾縫的足白癬不管，一直維持潮濕狀態，而細菌在此增加所致。

但是，這種潮濕狀態反而會使這個部分的白癬菌減少。一般而言，趾縫的白癬事實上是包括白癬菌在內的細菌和黴菌混合而成的複合病變。乾燥時白癬菌占優勢，濕氣較強時細菌占優勢。當然，濕的病巢容易附著各種細菌，有時會釋放出惡臭，形成真正的細菌感染。此外，也可能合併斑疹或濕疹，使得這些症狀更為增強。

以專門醫師的眼光來看，在更早期的初期症狀時就必須加以掌握，進行適當的處理。但是，實際上症狀開始惡化後，可能在幾天內會急速進行。因此，到時候再前往皮膚科就來不及了。為避免這種情形，必須進行下述的預防處置：

①、盡可能保持趾縫的清潔、乾燥。尤其在弄濕之後更需注意。

②、避免穿著通氣性不佳的鞋子。

③、按照指示使用抗真菌劑，尤其是外用劑。如果沒有效果，或是反而出現發癢或惡化的情形時，必須盡早和主治醫師商量。

我建議提出這個問題的患者，最好能儘快接受皮膚科醫師的檢查。

Q 主婦濕疹與香港腳的不同

三十幾歲的主婦。手部乾燥的情形非常嚴重。即使塗抹護手膏也無法痊癒。聽說香港手也有同樣的症狀，主婦濕疹與香港手有什麼不同呢？

一般而言，香港手即手白癬的症狀及特徵如下：

	手白癬（香港手）	主婦手部濕疹
手	單手較多	慣用手出現症狀，冬天會惡化
部位	主要出現在手掌	手指、手指側面
發癢	很少	會
水疱	很少	有
足白癬	有	無關
指甲的腫脹	無	有
指甲的症狀	菌進入後會白濁、破損	出現凹凸，不會破損

主婦手部濕疹與香港手的不同

①、大都只出現在一隻手。
②、手掌的症狀強於手指。
③、很少會發癢。
④、不會出現水疱。
⑤、大都有足白癬的症狀。
⑥、指甲周圍不會腫脹、發紅。
⑦、細菌進入指甲內之後，指甲會變得白濁，嚴重時可能會破爛。

其他，主婦濕疹的症狀是：

①、手指和手指側面的症狀強烈。
②、慣用手側的症狀強烈，冬天時有惡化的傾向。
③、有時會發癢。
④、有時出現小水疱。
⑤、與足白癬無關。

⑥、有時指甲周圍紅腫（但是如果是黴菌的一種念珠菌造成的感染也會出現這種症狀）。

⑦指甲主要出現凹凸的變化，不會破爛。

提出問題的這位人士，其症狀的確是手白癬，當季節變換時症狀變動的情形如何呢？最好接受皮膚科醫師的診治。利用真菌檢查等做出正確的診斷，然後再接受適當的治療。

Q　腳底的皮增厚、乾燥

六十三歲的男性。腳底皮增厚、乾燥。該如何護理呢？

手的皮膚如何呢？如果單手皮膚增厚時，則足的變化可能是由白癬所引起的。如果趾甲變白增厚時，則可能性更高。足底的皮隨著年齡的增長會增厚、皸裂。不過以六十三歲的年齡而言，皮膚的變化似乎稍強了，最好接受皮膚科醫師的診察。

如果不是黴菌所引起的足白癬疾病，則可能是斑疹或類似的疾病，因此需要鑑別。對於各種疾病的治療法完全不同。

如果是足白癬時，可能會在家庭內造成感染源。甚至家庭中其他成員也要一起檢查。

Q 只有一隻腳的足底脫皮

七十三歲。右足足底脫皮，不會發癢，有沒有治療法呢？

只有一隻腳的足底的狀態，可能是足白癬。趾甲是否變化呢？這一型的足白癬通常不會發癢。最好前往皮膚科做正確的診斷。一定有好的治療法。

Q 半身麻痺的腳趾趾縫脫皮

七十八歲。因為腦中風而半身麻痺，右足無法動彈，而右足的趾縫脫皮。放任不管也無妨嗎？

必須注意。可能是足白癬。盡可能到皮膚科接受白癬的檢查。如果是足白癬，一般是利用外用抗真菌劑加以治療，這時盡可能保持趾縫的乾燥。由於腳趾的活動不良，如果放任趾縫保持潮濕的狀態，不僅白癬無法治癒，同時也可能因為藥物而引起斑疹。

如果未發現白癬菌時，則只要進行日常足部的護理就可以了。關於足部的護理，請參照第三部的自行護理章。

Q 藥物無效的足底水疱和發癢

六十九歲男性。足底出現水疱，會發癢。塗抹過各種藥物，但是都無效。

可能是——

①足白癬。

②在①的治療中所形成的藥物斑疹。

③掌蹠膿疱症☆1 等等。

剛開始塗抹藥物時，最初的診斷是在哪裡進行的呢？如果是由皮膚科醫師進行檢查，診斷為足白癬，而後使用藥物無效時，可能是②的情形。如果真的是足白癬，現在有很多藥物，相信一定可以從中找出有效的藥物。最好再前往皮膚科接受檢查。

如果不是白癬菌，則可能是③掌蹠膿疱症。

這些疾病的治療法各有不同。最糟糕的情形就是剛開始時是足白癬，但是在中途可能會引發斑疹。一定要接受診察，持續進行最適當的治療。

☆1　**掌蹠膿疱症**　手掌或腳底心等處出現小水疱、膿疱（帶膿的水疱）的皮膚病。中年以後較常見。原因包括慢性扁桃腺炎、金屬過敏等。

Q

趾甲變白缺損

四十幾歲的男性。一年前腳趾甲變白增厚、缺損，常年都有香港腳的毛病，是不是菌侵入趾甲內呢？

可能是甲白癬。如果是由其他的皮膚病造成的趾甲變化，趾甲會變白、增厚，但是不會破損。你所提出的問題中的症狀，可能是白癬菌進入趾甲中而破壞了趾甲。

甲白癬可能在先前罹患了幾年以上的足白癬的狀況下，因為這種菌進入趾甲中而造成甲白癬。由這個意義來看，當然要適當地治療足白癬。

Q

趾甲白濁、增厚、變形

六十七歲的女性。趾甲有些白濁、增厚且變形。這是甲白癬嗎？

有很多原因都可能使趾甲出現類似的症狀，因此是很難診斷的部位。

甲白癬的情形通常趾甲會變白增厚。變化再繼續進行時，就會破爛。但是甲白癬除了白色以外，也可能會變成黃色，此外，厚度不見完全相同，症狀也不一樣。

除了白癬菌以外，也可能有其他的黴菌進入趾甲內，這時症狀與甲白癬類似。除了黴菌以外，例如趾甲周圍引起細菌感染時，也可能會造成趾甲變形和著色等。極端的情形，像乾癬☆1或掌蹠膿疱症等黴菌完全無關的疾病，也可能出現與甲白癬完全相同的症狀。當然，這些疾病的治療方法完全不一樣。

必須進行各種症狀與檢查方法的組合，才能決定診斷及治療，這是皮膚科醫師的工作，因此首先最好和皮膚科醫師商量。

☆1 **乾癬** 在膝、手肘、頭部出現伴隨原角質化紅斑的皮膚疾病。除了先天性的因素以外，也加上一些環境因子才會發症。

Q 腳趾甲受到強烈的撞擊後，變白、增厚

腳趾甲受到強烈的撞擊後，趾甲變白增厚，放任不管也可以痊癒嗎？

如果趾甲發黑，放任不管就可以痊癒，但是如果變白增厚時，可能是因為受傷而黴菌進入趾甲中，必須利用顯微鏡檢查，確認是否有黴菌存在，如果有黴菌存在時，放任不管可能會擴散，因此要接受治療。

Q 腳趾甲前端一半變白

三十六歲主婦。有幾根腳趾甲的前端一半變白。是甲白癬嗎？該如何治療

這是屬於趾甲剝離症的疾病，有人認為原因為黴菌，但是，我想與黴菌無關。因為趾尖引起輕微的發炎症狀，趾甲脫離了下方的皮膚，也可能因為慢性刺激而引起，不過大部分的原因不明。所以，沒有正確的治療法。

可是，如果放任不管容易造成黴菌附著。因此，最好和皮膚科醫師商量，接受治療。

Q 頑癬、頭癬的症狀

年輕的主婦。最近聽說頑癬、頭癬有增加的趨勢。症狀到底為何？家中有小孩子，很擔心孩子會罹患這種疾病。

頭白癬也就是頭癬，在第二次世界大戰前，據說是兒童皮膚病中最多的一種，後來暫時銷聲匿跡，不過到了一九七〇年代又再度蔓延，可能是進口寵物侵入國內，由犬小胞子菌這種貓或狗的白癬菌所造成的頭部白癬。

現在這種菌分布在國內，尤其成為兒童的頑癬和頭癬的原因菌，所以非常重要。根據西元一九八〇年代末的調查，像日本長崎市的寵物貓中，大約三分之一都有這種菌存在。

這種菌所引起的頑癬，也就是體部白癬，主要在與寵物接觸機會較多的臉部與手臂會出現小的紅斑點。特徵是一次會出現幾個。

頭癬也就是頭的白癬，初期會有白色頭皮屑和發癢的症狀，很難與普通的頭皮屑或濕疹區別。嚴重時頭皮屑增多，同時一部分會出現糜爛和結痂的現象。

到目前為止，頭癬發生的頻度較少，很容易與頭的濕疹等互相混淆，因為使用副腎皮質類固醇劑而可能會引起塞爾薩斯膿癬這種強烈發炎性的病變。除了犬小疱子菌以外，因為使用副腎皮質類固醇劑而使得由紅色菌☆1所造成的頑癬遍及全身的病變增加了。即使使用副腎皮質類固醇劑，但症狀無法好轉的濕疹樣病變，利用氫氧化鉀鏡檢法☆2進行黴菌的檢查，已經成為現在皮膚科的常識了。

☆1 紅色菌　學名 Trichophyton rubrum。是人類白癬最重要的原因菌。分布於全世界，是頑癬、腹股溝癬、足白癬等的原因。

☆2 氫氧化鉀標本（檢查）　也稱為氫氧化鉀鏡檢法。是利用氫氧化鉀（KOH，強鹼性）液溶解組織中的蛋白，利用亮度差觀察存在於其中的真菌的方法。因為很方便，所以是皮膚科的基本手技之一。

Q

頭部白癬的症狀

聽說香港腳菌如果附著於頭部會造成禿頭。到底該注意哪些症狀？一般而言容易發生這種症狀嗎？

足白癬的原因菌白癬菌，在皮膚最外層的硬的蛋白質（角蛋白）所構成的角質層中增加而引起疾病。

我們的身體全都由這個角質層所覆蓋，指甲和毛則是由角質層分化而來的，所以在所有的場所都可能由白癬菌造成疾病。但是，頭部白癬的頻度並不多。

當白癬菌寄生在頭髮等處時，毛周圍的白色小鞘部分就有菌附著，菌從這個部分進入毛中破壞毛，就會造成禿頭，但是這種禿頭與圓形脫毛症相比，其境界並不分明，此外，也可能在中途由於毛斷裂而形成小黑點，殘留在底肌上。

因此，可區分症狀到某種程度，但是最後還是要利用氫氧化鉀鏡檢法來證明毛中或其他部分是否有白癬菌寄生。

最近的頭部白癬，大都是因為寵物貓、狗等身上的犬小疱子菌附著在頭髮上而引起的，或是足部出現白癬，經由手指等使菌附著在頭髮上而造成的，其中以紅色菌所引起的症狀占大部分。

但是，紅色菌如果光是菌附著於頭部，引起白癬病變的機會比較少，通常是在使用副腎皮質類固醇劑之後才會出現症狀。

因此，如果家中飼養寵物時必須充分注意，足白癬也必須好好地治療。

如果放任足白癬的症狀不管，會成為對於其他皮膚的感染源，同時也會對周圍的人造成麻煩。

來自寵物的感染，幾乎都是對兒童造成影響，其理由不明。可能是由皮膚所分泌的脂漏具有抑制白癬菌的作用吧，而成人與兒童相比，其量會產生很大的差距，所以容易造成兒童感染。

Q 分辨假香港腳的重點

聽說有一些容易與香港腳混淆的疾病。是否可以由症狀加以分辨。假香港腳的重點是什麼？

本書談的香港腳，是針對一般的意義，認為「在足部形成的脫皮、發癢的疾病」稱為香港腳，如果由白癬菌這種黴菌所引起的症狀，則稱為足白癬。這個問題我想應該是指「在所謂香港腳的疾病中，利用症狀而分辨足白癬以及其他疾病的方法」。

雖然能分辨到某種程度，但是詳細的回答內容請參照後面的敘述。假香港腳，也就是並非足白癬的辨認重點如下：

①、即使塗抹抗白癬劑也無效

塗抹抗白癬劑也無效時，當然就可能是假香港腳了。事實上，很多患者塗抹了香港腳的治療藥卻無法使症狀好轉。

這時使用的香港腳藥是針對足白癬的藥物，所以，可能是足白癬的原因菌對於所使用的抗真菌劑產生耐性所致。如果不是這種情形時，則可能是足白癬以外的疾病了。

②、斑疹

有時所使用的抗真菌劑會引起斑疹。引起斑疹的原因還包括鞋子和涼鞋等穿著的物品，或是為了去除足的臭味而使用的消臭劑和粉類等。開始使用的時期及皮膚發癢的時期如果一致時，則可能就是斑疹。

③、腳底心出現水 和膿

水疱和膿疱如果主要出現在腳底心，則可能是掌蹠膿疱症☆1。

此外，還有很多類似足白癬的疾病。光靠症狀只能推測到某種程度，但要確認是否為足白癬，還是必須利用氫氧化鉀鏡檢法這種顯微鏡檢查，確認這個部分是否有白癬菌存在。所以，最重要的一點就是要盡早和皮膚科醫師商量。

☆1 **掌蹠膿疱症** 手掌或腳底心等處出現小水疱、膿疱（帶膿的水疱）的皮膚病。中年以後較常見。原因包括慢性扁桃腺炎、金屬過敏等。

Q 因為罹患香港腳而想去看皮膚科，必須接受哪些檢查呢？會不會痛？檢查結果是否可立刻得知？

香港腳的一般檢查

受診前必須先整理以下的要點：

①、什麼時候開始罹患這種疾病？從哪一部分的皮膚開始出現。

②、以往從哪些醫師處接受過何種治療。

③、家庭內或周圍是否有罹患同樣疾病的人。

④、以往罹患的主要疾病，或是現在正在治療的疾病與其治療

就自己所瞭解的範圍整理就可以了。事先記錄下來就不容易出錯。

保險卡和介紹信一定要攜帶。如果現在在其他醫院接受治療，也要將正在使用的藥物一併帶去。

診察是針對患者目前有問題的症狀開始的。有時候甚至現在沒有出現皮疹的部位也要診察，所以最好穿著容易穿脫的衣物。為了確認是否為白癬病變，最後要進行真菌檢查。主要是利用氫氧化鉀鏡檢法和培養法、必須稍微刮取一部分的皮膚當成試料。通常只是刮取表層的皮膚，所以不會覺得疼痛。

氫氧化鉀鏡檢法是將刮取的皮膚小片淋上二〇％左右的氫氧化鉀液，等角質層溶化後，利用顯微鏡觀察其中的黴菌。較快的費時五分鐘，如果像指甲等較硬的部分，則在三十分鐘以內就可以知道結果。不必花很多的費用，是皮膚科臨床上應用最廣泛的一種檢查。

培養法就是利用黴菌最喜歡的營養分瓊膠凝固的培養劑表面，鋪上皮膚小片，等待黴菌生長的方法，與細菌感染症等所使用的方法大致相同。能夠瞭解成為疾病原因的菌種，但是因為黴菌的發育較慢，得知結果大約需要花二週的時間。可以參考以下的問題。

Q 調查香港腳原因菌的方法

聽說香港腳菌有各種不同的種類。到底調查原因菌時，哪一種菌最簡單。此外，接受治療時是否必須知道菌的種類？

香港腳菌也就是白癬菌有好幾種（species）。想知道足白癬是由這些菌中的哪一種菌所引起的，必須利用培養法由病變部滋生菌，或是經由檢查以確認菌種名（參照前項）。

現在，我國足白癬的原因，以趾間菌和紅色菌為代表。趾間菌容易引起趾間型☆1足白癬和小水疱型☆2足白癬，很少會造成角質化型☆3足白癬和甲白癬。而相反地，放任紅色菌不管時，容易引起角質化型足白癬和甲白癬，很難治療。

由這個意義來看，即使進行同樣的治療，但是盡可能要藉著培養而知道原因菌種。如果是紅色菌時，必須很有耐心地持續治療。但是，實際上並沒有普遍進行培養法，只有在一些有限的設施才可以進行。

菌種對藥劑效果造成的差距很少，因此在實用上沒有問題。

☆1 趾間型（足白癬） 趾縫泛白泡脹、脫皮型。

☆2 小水疱型（足白癬） 足底和腳趾根部出現小水疱型。

☆3 角質化型足白癬 也稱為角質增殖型足白癬。原因大都出現在紅色菌，容易合併甲白癬出現。

Q 與香港腳類似疾病的鑑別法

以為罹患了香港腳而前往醫院，但是聽說有些並不是由香港腳的黴菌所造成的疾病。為了區別這些疾病，必須做哪些檢查？

一般稱為香港腳的皮膚症狀，除了白癬菌以外，也可能因為各種原因而引起。是否由白癬菌所引起的足白癬，必須經由檢查確認患部是否有白癬菌存在，才能診斷。檢查法一般是使用氫氧化鉀鏡檢法。採取檢查材料時，一般不會覺得疼痛，大約費時十分鐘左右就可以知道結果了（參照前項）。

對於皮膚科醫師而言，足的皮膚病與氫氧化鉀鏡檢法是密不可分的檢查法。

香港腳的治療

香港腳的治療與復原情形

Q 五十幾歲男性。長期因為香港腳而感到煩惱。這個疾病據說即使症狀好轉也無法完全治好，是真的嗎？

如果你所謂的香港腳是足白癬（通常是如此），我的答案是否定的。趾間型足白癬或小水疱型足白癬，如果使用外用抗真菌劑治療時，四週內將近八〇%的患者的症狀會顯著減輕，一部分的患者用肉眼觀察已完全看不到疾病的存在了。

為什麼一般人會認為香港腳無法完全治好呢？

大多數患者在症狀強烈時會努力治療，但是經過數週的治療症狀消失以後，就中止治療。中止四週主要的治療後，百分之百的機率菌會殘存下來，且會再發。如果是角質化型足白癬或甲白癬，治療時間就更長了。

所以，對於這些足白癬的病變，到底要採用何種治療，期間到底需持續多久，才不會引起再發，到目前為止不得而知。

在我的門診進行治療的患者中，雖然例子較少，但是的確有幾人已經完全治好了。總之，一定要有耐心，同時一定要配合病情而判斷。

Q 利用市售藥劑治療香港腳

利用市售藥劑治療香港腳，在何時進行比較好？輕微的症狀是否還是要到醫院接受檢查？

香港腳的治療與復原情形

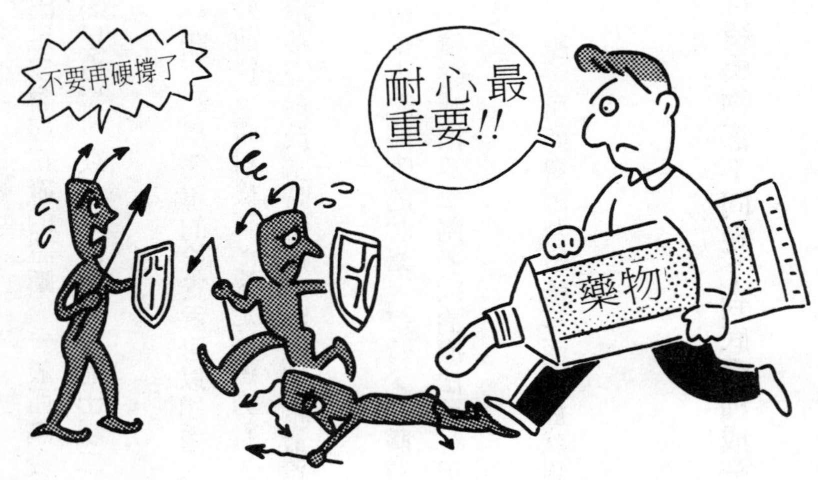

對於這個問題，我的回答是，首先必須做出足皮膚病正確的診斷。一般所謂香港腳的皮膚變化，不見得都是由白癬菌所感染的足白癬，或是足白癬也可能出現二次性的斑疹。

最重要的是必須確認病變部是否有白癬菌存在。利用簡單的檢查就可以知道，判斷則需要專門知識和鑑別的眼光。所以一定要前往皮膚科檢查，決定治療方針。最理想的方法是以後進行定期的診察，持續接受對於當時的疾病狀態而言最適合的治療。

但是，由於各種理由，有很多人無法持續接受專門醫師的診察。這時，想購買市售藥加以治療，最好能將情形告訴主治醫師，請醫師指示藥劑名或治療法等，但是仍應定期接受主治醫師的診察，確認是否變更指示。

根據我的經驗，如果任意選擇市售藥進行治療，可能會因為斑疹等而使症狀更為嚴重。這時治療就變得非常麻煩了。

Q 香港腳的市售藥成分

香港腳的市售藥有很多，成分是否每種藥物都不同呢？到底哪種成分

的藥物對於哪些症狀有效？

市售藥也就是ＯＴＣ藥☆1，與醫師處方的藥物（適合醫師使用的藥品）相比較時，主成分的濃度較低。此外，藥物中配合了緩和對象疾病特有症狀的藥劑。也就是說，市售藥與適合醫師的藥品相比，會減弱作用、緩和副作用，重點在於盡早去除症狀。相反地，醫師則針對疾病的不同，將一些藥物搭配組合，希望能盡早達到使疾病痊癒的目的。

關於足白癬的市售藥，其成分除了抗真菌劑以外，還配合了能抑制發癢和發炎症狀的抗組織胺劑和抗過敏劑等。主成分為抗真菌劑的種類和抗組織胺劑等配合的藥劑等還是有些差距，不過實用上沒有什麼差別。

此外，藥劑間並沒有依症狀不同而分別使用的效果差。

☆1 ＯＴＣ藥 是取 Over the counter 的開頭字的簡稱。不是由醫師處方的藥物，而是在藥局購買的藥物。

Q 香港腳藥有效與無效的時候

經常聽朋友說某種香港腳藥有效，但是對於具有同樣症狀的我卻無效。藥效是否因人而異而出現了不同的情形呢？

一般而言，引起香港腳症狀的原因很多，即使原因相同，症狀也因人而異、各有不同。對某個人有效的藥物，對其他人不見得有效，這是理所當然的事情。藥物必須基於正確的診斷，配合原因和症狀而選擇才行。

對於皮膚科醫師而言，最辛苦的就在這一點。看似同樣的病變，使用同樣的藥物加以治療時，結果卻出現不同的反應。這也是我們的煩惱。

Q 購買市售藥時的注意事項

請告知購買市售藥時的注意事項。前往藥局時該如何告知症狀？如何瞭解藥物是否有效

前往藥局購買香港腳的藥物之前，首先必須進行確實的診斷。一般稱為香港腳的皮膚病是由各種原因引起。所以一定要先經由皮膚科專門醫師的診斷，基於正確的診斷而選擇藥物是最理想的作法。但是香港腳患者往往會配合症狀而使用市售的外用抗真菌劑治療。香港腳是一般的俗稱，與醫學上所說的足白癬的意義稍有不同。

因此，先前敘述過，在藥局購買市售藥之前，必須經由皮膚科醫師診斷是否為足白癬，再購買藥物。

足白癬的症狀大致分為以下幾種。

①、趾縫間泡脹或糜爛（趾間型足白癬）。

②、腳底出現小水疱（小水疱型足白癬）。

③、整個腳底變厚變硬，皮膚脫落或皸裂（角質化型足白癬）

目前市售的外用抗真菌劑，很少為適合任何症狀的藥劑。可以選擇塗抹後覺得很舒服的藥劑就夠了。

藥物是否有效在四～五天內就可以知道。如果在這個期間內發癢症狀強烈或是糜爛等症狀強烈時，就必須注意。再繼續塗抹同一藥物，恐怕有引起斑疹的危險。

Q 使用市售香港腳藥而出現刺痛現象時

使用市售香港腳藥時患部疼痛。是否有人覺得越痛越有效，這是真的

嗎？

如果使用時會引起疼痛就必須注意了。外用抗真菌劑為了產生使用時的清涼感，會配合乙醇類製造。塗抹時也許對皮膚會產生一些刺激，但因人而異，有的人的確喜歡這種感覺。持續這種治療如果能減輕症狀則沒問題，但是如果症狀惡化，就必須立刻停止藥物的使用，必須接受皮膚科醫師的檢查。

預防香港腳藥所引起的斑疹

Q 朋友中有人因為塗抹了市售的香港腳藥而引起了斑疹。是不是藥物與身體不合呢？請告知使用市售藥時的注意事項。

與其說是藥物與身體不合，不如說是藥物與皮膚病的原因和症狀不合。斑疹是外用抗真菌劑的副作用中最多的一種。必須充分注意。預防副作用的注意事項如下：

①、基於正確的診斷選擇治療藥。

②、充分瞭解可能會引起的副作用。不要忽略初期症狀。

③、如果發現類似副作用的症狀，必須立刻停止藥物的使用，請皮膚科醫師判

斷。有以上幾點。

關於外用抗真菌劑方面，首先由皮膚科醫師決定診斷之後，基於診斷而選擇配合症狀的藥劑。實際使用藥物後，如果發癢症狀強烈或出現小水疱或糜爛的現象時，可能是斑疹的初期症狀，必須立刻停止藥物的使用，接受皮膚科醫師的診察。

Q 利用市售藥的治療界限與醫院的治療

三十幾歲的OL。長年因香港腳而感到煩惱，最近患部腫脹疼痛。想要使用市售藥治療，有沒有可能治癒呢？或是前往醫院就能治好呢？

你所提出問題中的香港腳，可能是因為工作的關係而長時間穿鞋，在這種條件下，以及以往使用不適當的市售藥治療，而使得症狀惡化的狀態。如果以前嘗試過各種市售藥，而症狀無法好轉的話，如果持續這種治療會有惡化的可能性。所以必須立刻接受皮膚科醫師的診察。

我這裡每年都有三～四名這類的患者。當時最令我感到困擾的是，再維持以往的生活習慣，是否真的能夠看門診而接受治療。如果能夠進行患者瞭解的治療，當然就能得到滿意的結果，但是，如果認為前往醫院就治好，這種想法也會造成困擾。

市售藥的治療界限與醫院的治療

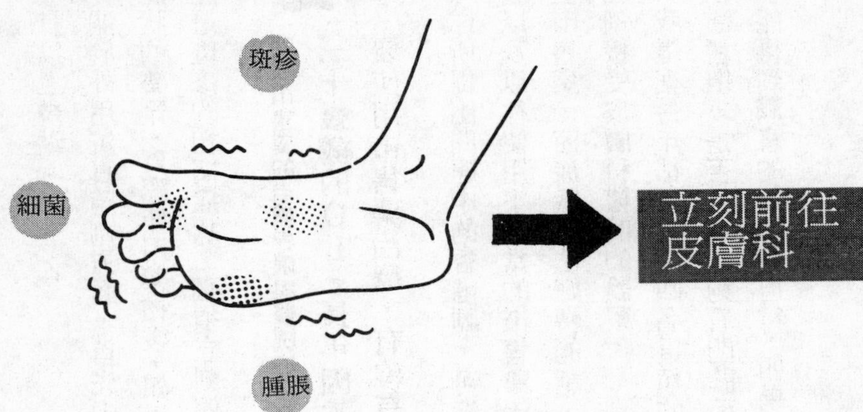

先前敘述過，香港腳惡化的原因之一就是長時間穿鞋，因為穿鞋而趾縫一直保持潮濕狀態，每當走路時這個部分摩擦，就會使症狀惡化。

要切斷這種惡化循環，最好的方法就是住院，但是如果以看門診的方式治療時，必須靜養，盡量保持趾縫乾燥。同時，必須一一去除使得香港腳惡化的原因，並持續治療。

腫脹疼痛的狀態，可能因為細菌感染的因素，有時也可能因為藥物等而引起斑疹。對於每一項可能都必須確實加以應付，的確是很困難的事情。

總之，要很有耐心地持續治療，直到疾病完全痊癒為止。

Q
自行治療與受診的標準

可以自行治療香港腳嗎？如果前往醫院，到底是在出現何種症狀時前往醫院？

最理想的方法是，察覺足的香港腳時，就必須接受皮膚科醫師的診察，得到好的治療藥與治療法的指示。但是因為各種情況，例如首先想要利用市售藥試試效果，結果不順利才前往皮膚科，這是最常見的例子。

就好像感冒的例子一樣。但是感冒和香港腳還是有些差距。

感冒在日常生活中，是病毒偶然進入體內，病毒的病原性超過宿主☆1（也就是人類）的抵抗力而引發感冒的症狀。這時，健康人只要靜養幾天，免疫力發揮作用後就能抑制感冒病毒，而身體復原。或是在這段期間利用感冒藥抑制症狀，就能適當地持續工作，漸漸地能自然復原。

但是香港腳，尤其是足白癬，是在日常生活中趾縫間潮濕狀態所形成的。也就是說，也具有職業病的因素存在。因此，如果持續與症狀出現前同樣的生活，或是單純地使用藥物治療，很難使症狀好轉。此外，對抗白癬菌的免疫力也不能在短短幾天內就發揮強力功能而去除症狀。

使用市售藥之前一定要注意上述事項。使用藥物的同時，保持患部的乾燥、盡可能靜養等都是很重要的方法。

使用藥物數日後症狀仍無法好轉時，表示藥物與疾病的狀態不合。這時可更換他種藥物，再利用市售藥嘗試治療。盡可能早點接受皮膚科醫師的診治。重症香港腳的治療應該是患者與皮膚科醫師的共同作業。

☆1 宿主 一些寄生體（這裡指的是白癬菌）寄生的對象（這裡指的是人）。

Q 醫院所使用的香港腳藥的特徵

醫院所使用的香港腳藥到底是哪些藥物？醫院的藥物和市售藥的內容不同嗎？

你所說的香港腳應該是廣義的香港腳。也就是說，以一般意義而言，香港腳就是足部皮膚脫皮變化的總稱。其中當然以白癬菌所造成的感染占最大的比重。此外，還有同樣是黴菌的念珠菌☆1，或是各種細菌所造成的感染症，或是汗疱☆2、斑疹等也包括在內。

皮膚科醫院或診療所（開業醫師）所做的，就是必須瞭解即將治療的皮膚病到底符合其中的哪一項，而後選出最適合這種症狀的治療法和治療藥。有時候必須進行各種檢查。診斷後就要使用抗真菌劑、抗細菌劑，或是副腎皮質類固醇劑等各種藥物進行治療。

這些藥物基本上與藥局的市售藥沒有差別。但是整體而言效力和濃度較高，而且大多為單品的製劑，而非配合各種藥物的製劑。

也就是說，基於正確的診斷，瞭解治療目的之後，再使用藥物。而且必須藉由專門知識確定診斷，基於診斷而進行重點治療，這是專門醫師的治療法。

☆1 **念珠菌、念珠菌症、皮膚念珠菌症** 念珠菌是經常存在於消化管的黴菌之一。由念珠菌所引起的疾病稱為念珠菌症，如果出現在皮膚上稱為皮膚念珠菌症。

☆2 汗疱　大量流汗時，皮膚面阻止汗的排出，在手掌或腳底形成小水疱，稱為汗疱。

Q 醫院使用外用劑的治療期間及完全治好的標準

在醫院拿回香港腳外用藥。很有耐心地持續治療，但是到底要塗抹到什麼時候才能痊癒呢？此外，如何判斷是否完全治好了？

到底要塗抹外用抗真菌劑多久才能治好足白癬，這個問題具有很大的個人差，並沒有明確的指標。

此外，因治療法的不同，結果也會造成很大的不同。除了肉眼看得到的病變以外，白癬菌存在於更廣泛的部分。例如角質化型則在角質層的深處會有白癬菌存在，因此，外用抗真菌劑沒有辦法到達深處，所以很難完全治療。

目前必須注意這些事項，充分進行初期治療，即使足白癬大致治好了，但是還要繼續治療三～四個月，而後如果過了三～四年後足白癬未再發，就可以視為完全治癒了。當然，必須經由皮膚科醫師確認是否定完全治好了。

Q 角質化型的門診治療

四十幾歲的男性。因為角質化型的足白癬而感到煩惱。下定決心要到醫院接受治療，但是不知道治療內容是什麼。並且請告知到治癒為止的期間。

角質化型☆1的治療，首先嘗試的就是內服灰黃黴素的治療法。一天三～四次，飯後內服一顆是一般的方法。最近上市的內服藥也有效。

費用方面以灰黃黴素為第一選擇，如果因為胃腸症狀或肝臟毛病，或是因為曬到日光而引起皮膚炎等副作用，無法使用灰黃黴素，則可以選用其他的內服藥或是外用劑。

使用外用劑時，必須將外用抗真菌劑厚厚地塗抹在整個足上，然後蓋上一層薄薄的塑膠片，這就是密封敷料法（Occlusive Dressing Technique，稱簡ＯＤＴ）。或是塗抹藥物後再塗抹尿素軟膏的重層法等。總之，只有夜間時可以進行這種治療，白天必須將藥物沖洗掉再重新塗抹。最近市售抗真菌劑活性較高的製劑，如果為輕症角質化型的足白癬，只要塗抹這種藥劑也有效。

到治好為止的期間因人而異，各有不同。例如灰黃黴素等內服藥，至少必須持續服用三個月。採用ODT法時，在較短的期間內就能有效地改善症狀。

但是，到完全治好的期間卻非常地長。根據我的經驗，雖然有個人差，但是需要一年以上的時間。此外，如果合併甲白癬出現時，治療時間就更長了，到完全治好為止，也許要花二年以上的時間，這種例子屢見不鮮。

☆1 角質化型足白癬　也稱為角質增殖型足白癬。原因大都出現在紅色菌，容易合併甲白癬出現。

Q 香港腳的內服藥

聽說治療香港腳可以使用內服藥。哪一型的香港腳可以使用，可以使用哪一些的藥物呢？

關於抗真菌劑的內服藥，目前有灰黃黴素及イトラコナゾール二種。最近也有很多新藥陸續上市。

關於灰黃黴素的適應疾病，也就是保險診療認為有效的皮膚病，是由「皮膚絲狀菌☆1所引起的白癬、黃癬、渦狀癬」。黃癬及渦狀癬目前在我國並不存在。由皮膚絲狀菌所引起的白癬，也就是頭癬、頑癬等所有的白癬，都可以利用健保的方式使用灰黃黴素。

此外，イトラコナゾール的適應範圍，則是內臟真菌症☆2、深在性皮膚真菌症☆3、表在性皮膚真菌症☆3等。

也就是說，灰黃黴素使用於有白癬之稱的疾病上，而イトラコナゾール則可以使用在黴菌所引起的所有疾病上。

此外，皮膚科疾病中可以使用的一些新的內服用抗真菌劑也可以應用在黴菌所

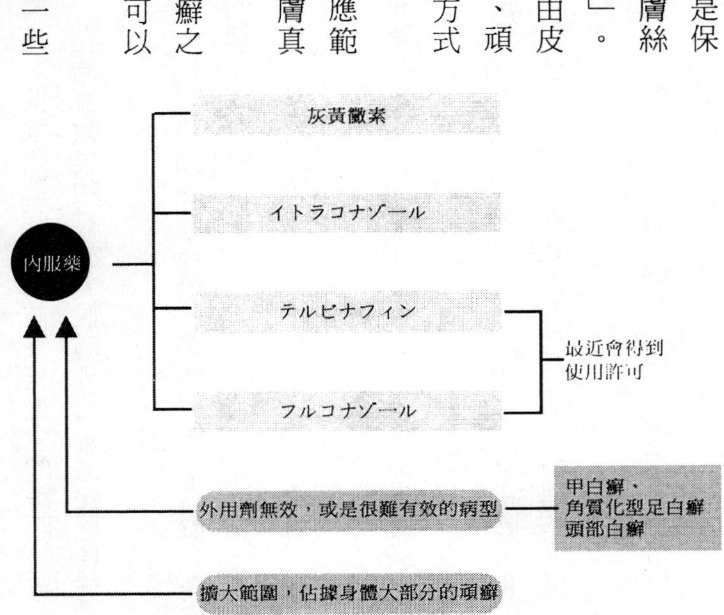

引起的疾病上。

例如，頑癬或頭癬等一般白癬的診療，藥物的適應範圍並沒有很大的差距。選擇內服藥時，是因為比起外用劑而言，在治療效果和經濟上較為有利，也就是具有以下二種情況：

①、外用劑無效或很難有效的病型。也就是頭部的白癬（頭癬）、甲白癬、角質化型足白癬或皮膚深處存在白癬菌的深在性白癬。

②、利用外用劑治療缺乏經濟效益。例如在身體大部分部位出現的白癬就是很好的例子。

灰黃黴素與イトラコナゾール，前者以前就加以使用，而且以藥價而言比較有利。但是，如果患者的白癬如果利用灰黃黴素很難治好，也就是說對於藥劑產生耐性時，或是病變的原因菌是白癬菌以外的菌類時，就要使用イトラコナゾール。例如甲白癬，光靠症狀很難區別是由白癬菌所引起的，或是由其他黴菌所引起的。這時，一開始就要使用イトラコナゾール。

除了イトラコナゾール以外的藥物，大致上也具有同樣的效果，將來也許可以更換為其他的藥劑。詳細情形必須詢問主治醫師。

☆1 **皮膚絲狀菌** 分解角蛋白能力極高，因此會以皮膚的角質層或指甲、毛為寄生場所的黴菌類。包括白癬菌、黃癬菌、渦狀癬菌在內。

☆2 **內臟的真菌症** 深在性真菌症中，菌寄生在肺或消化管等所謂內臟臟器的症狀。

☆3 **表在性真菌症與深在性真菌症** 前者是在角質層、指甲、毛等皮膚最外層，沒有核的部分有菌寄生的真菌症。相反地，如果在更深處有菌寄生在「活的組織內」，就稱為深在性真菌症。

Q **香港脚藥物的服用期間和副作用**

聽說甲白癬必須長期服用藥物，為什麼呢？服用期間延長時，擔心副作用的問題，是否不用擔心呢？

甲白癬是白癬菌侵入硬的板狀甲中所造成的情形。甲是由角蛋白這種硬的蛋白質所構成的，即使塗抹藥物也沒有辦法到達深處。因此，甲白癬即使塗抹外用抗真菌劑也無法產生效果。所以，甲白癬的治療是使用抗真菌劑的內服藥，目前主要是使用灰黃黴素，但是在不久的將來，也許會有新的藥物出現。

灰黃黴素只對白癬菌有效，而且作用屬於靜菌性的。也就是說，使用灰黃黴素治療白癬菌，通常治療時所使用的量無法殺死菌，只是遏止菌的發育而已。但是，指甲由根部從新長出，必須剪去前端，因此，如果服用藥物抑制菌的繁殖，漸漸地就能趕走所有的菌了。

指甲更新之前，以手而言大約要花三個月的時間，足的趾甲完全更新大約要六個月以上的時間。也就是說，在這段期間一定要持續服用藥物。

那麼，為了提高藥物的效果，增加量時會造成何種情形呢？如果增加的藥量作用於菌的濃度上升，同時也會產生很多副作用。將來也許利用更低的濃度就能殺死白癬菌，如果出現能夠輕易進入指甲中的內服藥時，或是外用抗真菌劑提高濃度，能夠殺死菌，而且能進入指甲中時，也許就能縮短治療期間了。

灰黃黴素當然具有副作用。大都是胃重、胃痛、食慾減退等胃腸症狀，但是因人而異，有些人肝臟會出現毛病，有的人曬到太陽就會引起皮膚炎。服用藥物時必須注意症狀，採取必要的應對措施。而且必須定期接受血液檢查，盡早發現肝臟的毛病。

目前開發中的內服藥中，有一些殺菌效果極佳，期待這些藥物能夠縮短治療期間，同時提升治療成績。但是，也必須注意可能會出現新的副作用，不可忽略副作用的問題。

Q 不能服用香港腳的內服藥時

聽說有的人不能服用香港腳的內服藥，到底是哪種情形呢？如果不能使用內服藥時，如何治療香港腳呢？

不能服用香港腳內服藥，就是因為這些內服抗真菌劑可能會造成皮膚發疹現象，或是引起肝障礙。此外，雖然症例較少，但是有一種稱為卟啉症☆1的代謝異常症，或是紅斑狼瘡☆2這種自體免疫性疾病患者，也不能使用這類藥物。此外，妊娠時也不能使用這類藥物。所以，皮膚科醫師會事先詢問一些事，再讓患者服用藥物。如果感到懷疑時，就必須中止藥物的使用，或是經由各種檢查，確認沒有危險才可使用。

其次是使用內服用抗真菌劑時，胃的狀況不佳或胃痛等症狀出現。症狀較輕時可以併用腸胃藥，同時繼續使用藥物。

最近的問題則是，老年人罹患各種疾病，或是有些人服用很多種藥物，如果再增加內服藥的量時，會造成負擔。此外，因藥物的不同，有時併用抗真菌劑反而會增強各種副作用，或出現意想不到的副作用。

因此，每位患者對於目前所罹患的疾病及使用的藥物，一定要充分了解其內容，這一點非常重要。但是，事實

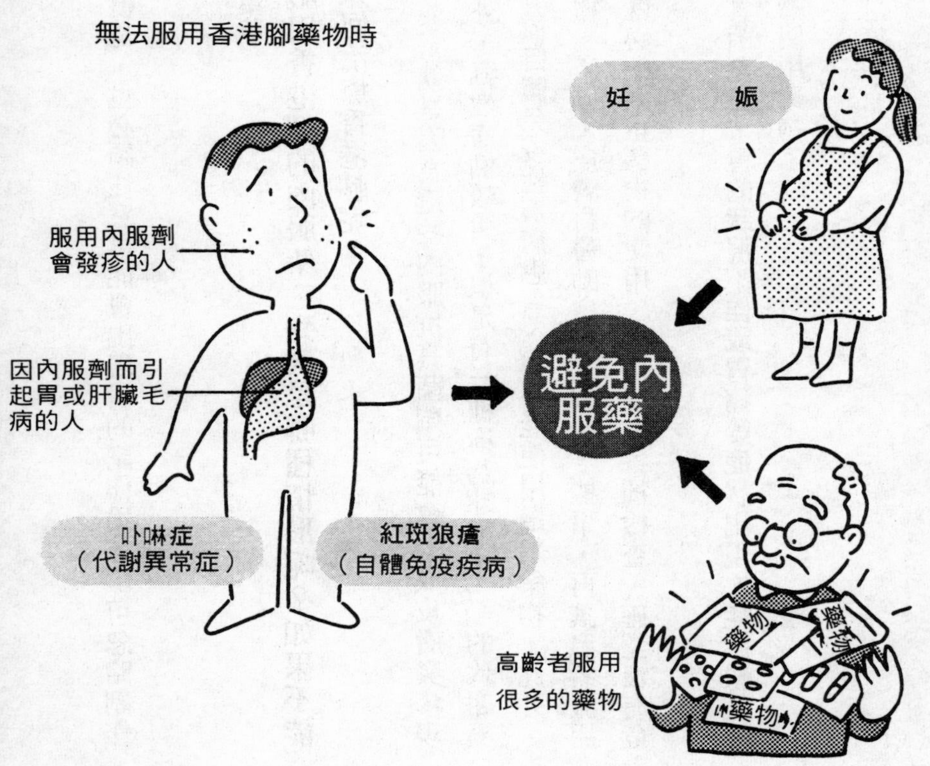

上目前做的並不徹底。

其次介紹無法使用內服藥時的處理法。

頑固的香港腳，或是一般而言使用外用抗真菌劑無法產生效果的角質化型足白癬或甲白癬，如果不能使用內服藥時，只要花點工夫使用外用劑，還是能產生一些效果。

例如，厚厚地塗上一層外用抗真菌劑，然後再用塑膠片蓋住的方法（密封敷料法），或是併用尿素軟膏等，提高藥劑滲透到角質層的力量等方法也不錯。對於不能使用內服用抗真菌劑的症例，現在正在研究各種方法加以治療。所以絕對不要悲觀。

☆1 **卟啉症** 卟啉是具有造血作用的重要物質，卟啉症則是這種物質代謝障礙所引起的疾病。除先天性的以外，一些藥物也可能對於卟啉的代謝造成影響。

☆2 **紅斑狼瘡** 自己製造出損害自體組織的物質（抗體），就是一種自體免疫疾病。除了臉部有獨特的發疹現象以外，還有發燒、全身倦怠等各種症狀。被指定為難病之一。

Q 副作用較少的內服藥的開發

聽說目前正在進行副作用較少的內服藥的研究。是否在不久的將來就可以期待這些藥物展現治療效果呢？

對於所有的藥物而言，當然效果更高、副作用更少的改良方向是必須嘗試的。而內服用抗真菌劑也不例外。目前市售的治療香港腳的藥物，包括灰黃黴素和イトラコナゾール，而在不久的將來，可能會加入其他新藥。

灰黃黴素是副作用較少的藥物，但是副作用的發生率占五％左右，副作用的內容大都是胃腸毛病等，嚴重的肝障礙等的發生率則更低。所以，也許在不久的將來可研發出副作用更少的藥物。

但是，不可能完全沒有副作用。所以，一定要充分瞭解藥物的優缺點。使用藥劑治療時的效果以及副作用等缺點，必須加以評估，再使用藥物。

Q 請告知香港手的藥物塗抹方法

三十歲左右的女性。進行主婦濕疹檢查，結果發現罹患了香港手。雖然拿回藥物塗抹，但是因為必須烹調食物，手會直接接觸食物，因此

塗抹藥物時感到有點擔心。

有些最近的外用抗真菌劑一天只需使用一次，就能產生足夠的效果。這種藥物在夜間使用，早上洗淨雙手後再工作，就不必擔心藥物的影響了。洗完手之後，皮膚表面殘留的藥物即使附著在食物上，也是極微量的藥物，不會產生任何的毛病。但是，當然以心情的影響較大。

這時，可以使用內服藥。詳細的處方等，在此省略不提。不過，非常有效。如果內服藥經由腸管吸收而到達皮膚以後，進入角質層中就能產生效果。因此，可以使用內服藥。但是，還是有微量的內服藥會進入角質層中。

Q

外用劑的型態與效果

聽說香港腳的藥物有液劑和軟膏等各種型態，依藥物型態的不同，使用方法和效果是否不同呢？

例如抗真菌劑，如果使用含有同樣藥劑的液劑和乳液劑來治療足白癬或體部白癬時，有效率和使病巢的原因菌消失的比率大致相同，這是經由治療實驗確認的事實。

現在的外用劑，不論是主劑，或是溶解主劑製造劑型的基劑，都非常進步。因此，例如身體某處出現白癬時，不會因為病巢是乾的或濕的，或藥物的型態而產生效果的差距。

外用抗真菌劑可大致分為液劑和軟膏劑。

一般所說的軟膏劑，又可以分為真正的軟膏劑和乳液劑二種。這時所說的軟膏劑，是指在油脂性的基劑中溶解主劑抗真菌劑，塗抹於皮膚上時，皮膚表面會泛起油光。乳液劑則是利用界面活性劑將油脂與水混合而成的藥劑，薄薄地塗在皮膚上，幾乎看不到。塗抹乳液劑就美容的觀點而言非常好，因此現在在皮膚科領域也經常使用。

液劑中一般所使用的基劑是乙醇類。而最近的製劑則混合了很多的成分，因此能夠減少乙醇的刺激。乳液劑和液劑的使用感非常類似，這也是不必依照病情而分別使用的理由之一。

我認為液劑、乳液劑或軟膏劑的使用，可依患者個人的喜好，選擇容易使用、使用感舒適的藥物。

外用劑的正確使用法

＊即使只有一隻腳出現病變，但一週也要有1次機會將藥物抹在健康的足上

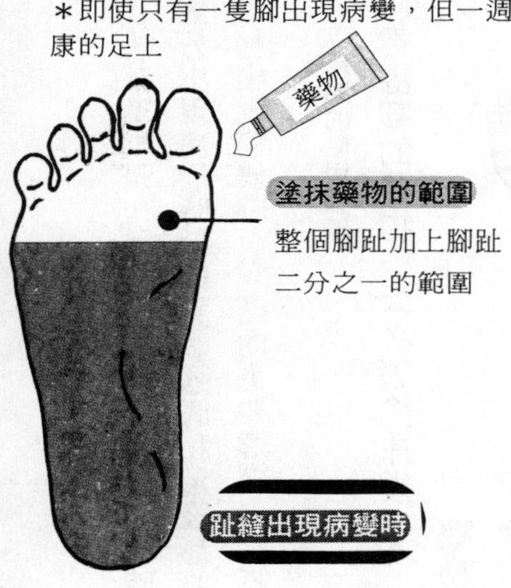

外用劑的正確使用法

Q 請告知外用劑的塗抹方法。

據說連發癢部分的外側也要塗抹，到底要塗抹多大的範圍較好？

簡單地說，液劑要塗的，而乳液劑則要用摩擦的方式。一天的使用次數必須遵照指示。

必須注意的事項是，廣泛塗抹，不要有任何部分沒有塗到。但是，塗抹的範圍到底要多大，這是很難判斷的一點。不過，至少從肉眼看得到的病巢開始數公分的範圍內都有白癬菌存在，即使在沒有察覺的範圍也有一些細微的病變，所以很難決定病巢的

範圍。

我的基準則是，如果只有趾縫出現病變時，則整個腳趾都要塗抹，如果接近腳底的部分出現病變時，則整個腳底和足緣都要塗抹，盡量擴大範圍。此外，如果只有一隻腳出現病變時，一週內也要選擇一次將藥物塗抹於健康的足上。

Q 外用劑的使用次數

香港腳的藥物一天必須塗抹幾次？最近聽說有一天塗抹一次就有效的藥物出現了。真的如宣傳所說的有效嗎？

洗澡後外用劑的使用
剛洗完澡時塗抹藥物有效
藥物
角質層含有水分，所以能提升藥物的滲透力

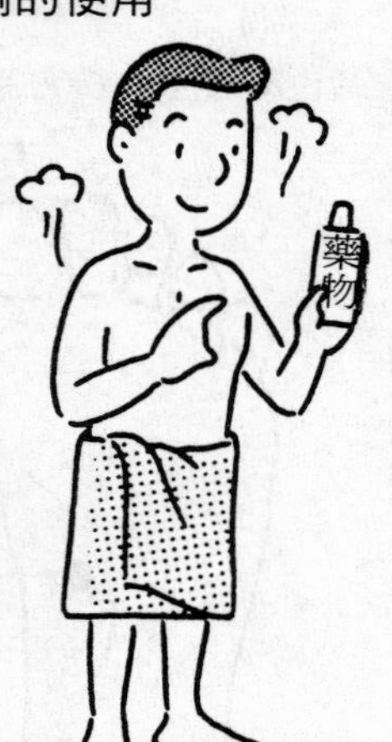

外用抗真菌劑的使用說明上標明一天使用一次或一天使用幾次。由皮膚科拿回的藥物，醫師也會說明使用方法，一定要遵從指示使用。

最近的藥劑指示一天使用一次，在治療實驗的階段，發現有效率和原因菌的消失率等，與一天使用二次的藥物沒什麼大差別。因此，患者可以減少使用藥物的次數。

剛洗完澡與外用劑

Q 什麼時候塗抹香港腳的藥物最好？有人說剛洗過澡之後塗抹最好，是真的嗎？

剛洗完澡後角質層含水分，因此藥物容易滲透。塗抹藥物的時間，傍晚比早上更好。此外，藥物尤其是乳液劑的使用感因人而異，有的人會覺得使足較光滑。所以我也建議一天一次，最好在洗完澡後塗抹藥物治療。

外用劑與浮石的使用

Q 朋友建議的書中寫著：「泡澡時用浮石摩擦足底，能使香港腳藥充分滲透到患部」，但是詢問醫師時，醫師則說：「這樣會使皮膚受傷，不好喔……」到底哪一種說法正確呢？

關於這個問題，我想是關於角質化型足白癬的治療吧。角質化型足白癬患者足底的皮膚厚，因此藥物無法滲透到深處。所以，泡澡時利用浮石摩擦掉變軟的足底，去除多餘的角質，也是一種治療方針。但是，摩擦過度會使皮膚受到損傷。總之是程度的問題。如果進行摩擦，盡量不要讓足底感覺疼痛或發熱發燙。

Q 外用劑的使用與水疱的處置

塗抹藥物時如果擠破水疱也不要緊嗎？如果擠破時藥物是否更容易滲透？該怎麼做才好？

的確，有的人擠破水疱後發癢症狀會減輕，這些人就算擠破水疱也無妨。但是，在水疱處的皮膚有很多白癬菌，光是擠破無法使白癬菌減少，因此，不可能因為擠破而提升治療效果或縮短治療期間。

為使白癬菌減少，就必須去除相當於水疱蓋子的部分。但是，這麼做有時反而會導致糜爛與疼痛，所以我不建議各位這麼做。當然，藥物的確能迅速滲透到糜爛部，但是如果糜爛處並沒有問題白癬菌存在時，只可能會引發斑疹或疼痛，並不是好方法。

事實上，就算去除水疱後不加以治療，也會成為乾燥的新皮膚。總之，方法要適度。

Q 外用劑產生刺激時

使用香港腳藥物後經常感覺疼痛。是不是有效的證明呢？

塗抹藥物後稍微感覺疼痛，而疼痛立刻消失時就沒有問題了。但是如果一直覺得疼痛，可能會引起斑疹，必須注意。必須立刻停止藥物的使用，更換為其他的治療方法。如果使用皮膚科醫生開立的藥物後產生症狀時，必須立刻和醫師商量，遵從醫師的指示，這時絕對不要採用外行人的判斷，否則很危險。

Q 使用外用劑但發癢症狀無法去除時

使用香港腳藥物，但是發癢的症狀無法去除。是不是藥物無效呢？

這時可能是藥物無效，但是也可能是因為藥物的刺激而引起斑疹。這時不要繼續治療，必須按照皮膚科醫師的指示。

總之，如果原有的疾病再加上斑疹等新疾病時，外行人很難判斷，治療就更困難了。這時不要獨自擔心，最好趕緊詢問主治醫師。

Q 併用藥物時的危險性

持續使用香港腳藥，但是癢得受不了。可以一併塗抹止癢藥嗎？

關於足白癬的治療，如果抗白癬劑發揮效果時，發癢症狀在幾天內就能去除。如果發癢症狀一直無法去除，可能是藥物不合，因此要和皮膚科醫師商量。但是絕對不能塗抹止癢藥。

市售的止癢藥，有些含有副腎皮質類固醇劑。這種藥劑具有強力抑制發炎的功能，當然能去除發癢的症狀，但是，包括白癬等感染症使用這種藥物之後，反而會使病原菌增加，結果使疾病更為嚴重。

此外，止癢抑制發炎之後，會使白癬原有的症狀消失。所以，疾病並未治好，可是卻沒有典型的白癬病象出現，事後為你診斷的皮膚科醫師可能會誤診。如果二種以上的藥物要同時使用在病變處時，必須由醫師考量，才可以決定使用。

Q

終止香港腳治療的標準

持續治療香港腳。最近不癢，而且看起來症狀已好轉了。可不可以停止治療了呢？

由於治療期間不明，所以我無法給你任何建議。如果在一個月以下，停止治療會再發。我認為至少必須持續治療三個月。如果持續這段期間的治療，還是有很多患者會再發。

實際上，足白癬的治療到底什麼時候停止較好？目前並沒有明確的答案。

Q

甲白癬治療中止的標準

因為香港腳而趾甲變白，以往一直接受香港腳內服藥的治療。足部逐漸好轉，而且趾甲也不再變白。可是，主治醫師說至少必須服用藥物一年，這是真的嗎？可不可以縮短期間呢？

我必須告訴你，醫師說的話是真的，也許你現在正在服用灰黃黴素吧。這種藥物殺死白癬菌的力量較弱，只具有遏止菌發育的作用而已。服用這種藥物時，其成分進入皮膚中或趾甲內，就能阻止白癬菌的發育。因此，新長出來的皮膚和趾甲內沒有白癬菌，但是，舊的趾甲和皮膚中還有菌殘存著。

要治療甲白癬，必須等到趾甲完全更新才行。期間方面，足部需要花六個月以上的時間。事實上，有的人趾甲長的速度較慢，也許要花一年的時間。你的症狀既然已逐漸好轉，最好能繼續努力。

但是，並不是沒有縮短治療期間的方法。一方面讓沒有白癬菌的新趾甲長出來，另一方面去除有白癬的舊趾甲，就能縮短治療期間。

去除舊趾甲的方法，目前有好幾種，但是非常費工夫，不是一般人可以進行的，而且能得到確實效果的例子較少。

此外，預定發售的具有殺菌作用的內服抗真菌劑，也可能縮短治療期間，而大量地間接投與也能縮短治療期間，或抑制副作用，目前正在檢討中。

如果有強力殺死白癬菌的藥物上市，這些問題就能解決了。在不久的將來，相信一定到達成。

Q 中途停止治療的情況

以往持續塗抹香港腳藥治療香港腳，結果在中途停止治療。以往的治療是否會因此而浪費呢？

治療到一定程度後，在中途停止治療的確是一種浪費。但是，如果並不是在廣泛的足部仍存有原因菌白癬菌，或是即使仍存在白癬菌，可是數目減少了，相信病情會減輕。如果不能再持續以往的治療，也要盡可能保持足部的乾燥、清潔，就能抑制白癬菌的發育，至少不會有發癢等症狀的煩惱。但是，最好趁早繼續治療。

Q 香港腳藥物的使用頻度

使用香港腳的藥物持續治療。塗抹的次數非常多，如此一來是否可迅速治癒呢？

這的確是有趣的問題。

現在一天只使用一次的市售外用抗真菌劑的抗菌力非常強，發售前的試驗階段的試驗，發現與一天使用二次的藥物具有相同的效果。也就是說，一天只使用一次，就能以同樣的速度去除症狀，使白癬菌消失。

白癬的症狀，受到存在於皮膚的白癬菌的量的影響。如果在深處殘留一些菌時，其他細菌都死亡的話，症狀去除就算完全治好了。但是，殘留在深處的菌非常麻煩，也可能會成為再發的原因。

正如這個問題中所說的，反覆在病變部使用強力外用抗真菌劑，也許能使具有強力殺菌力濃度的藥劑進入深處，也就是說，具有防止再發的可能性。這種藥物一天塗抹三～四次，雖然症狀消失的情形如何我不得而知，但是我想可抑制再發的機率較高。但是，也可能會引起斑疹，必須充分注意這一點。

Q 香港腳藥的保存法

香港腳藥之保存法的注意事項為何？

一般的抗真菌劑，不論是外用藥或內服藥，在一般的室溫中保存即可。但是，必須注意的幾點是，①不要放在太熱的地方、②放在治療時容易拿出來的場所、③放在小孩拿不到的地方。

Q 日光浴或紫外線燈對香港腳的效果

利用日光浴或市售的紫外線燈的照射，對於香港腳有效嗎?如果有，應該如何進行。

以前認為紫外線具有殺菌效果，而最近將紫外線所具有的細胞分裂抑制及免疫抑制作用應用於各種疾病上。

但是，這種殺菌作用不是很強。即使做日光浴或是使用紫外線燈照射，想要殺死白癬菌所需要的量可能會使皮膚受傷。因此，如果想達到殺死黴菌的效果，這些光無法發揮作用。

光線療法對於足白癬有效的方法，只有在照射光線時足保持乾燥，尤其是張開趾縫照射光才能產生較大的效果。但是，光是要使趾縫乾燥，不必使用光線發生裝置。只要一天數次張開腳趾使其乾燥就夠了。

Q ネイルカラー對於香港腳的效果

聽說ネイルカラー對於甲白癬有效，是真的嗎？是否能預防呢？

實驗證明ネイルカラー的確能抑制甲白癬的發育。但是，這與殺死指甲中的菌完全是兩回事。所以，ネイルカラー的效果有限，不能無條件信賴。

第三部 香港腳的自行護理及預防的Q＆A

香港腳的自行護理

Q 護理的重點

香港腳的治療，據說自行護理很重要，必須注意哪些事項呢？

最重要的「清潔與乾燥」。這是避免香港腳惡化的秘訣。

為避免各位誤解，我要附帶說明的就是，足白癬的病變部即使保持清潔或乾燥，也不見得就能治好香港腳。一旦附著於足的白癬菌，在現代人的生活習慣中光靠足的護理是沒有辦法加以去除的。這種菌已經能夠附著在人類的皮膚上，適應人類的生活。因此，要殺死皮膚上的白癬菌需要抗真菌劑。所謂自行護理，就要幫助抗真菌劑治療足白癬的一種方式。

關於保持足的清潔與乾燥的具體方法，請參考「糖尿病患者足的護理」項目。

Q 香港腳與營養、體質的關係

香港腳與營養狀態有關嗎？據說鹼性體質較易感染，利用飲食可以改善體質嗎？

香港腳與營養狀態沒有特別的關係。當然，均衡的飲食非常重要，多攝取鹼性食品與皮膚表面的酸性度（ＰＨ值）並沒有關係。

附帶一提，皮膚表面為弱酸性，能夠抑制許多微生物的增殖。皮膚發炎或潮濕時，皮膚會傾向鹼性。要改善皮膚的狀態，與其考慮飲食的方法，還不如重視局部的護理。

Q 肌膚護理的不良條件與香港腳的關係

三十歲女性。過度疲勞、壓力、睡眠不足等肌膚護理的大敵全都集中

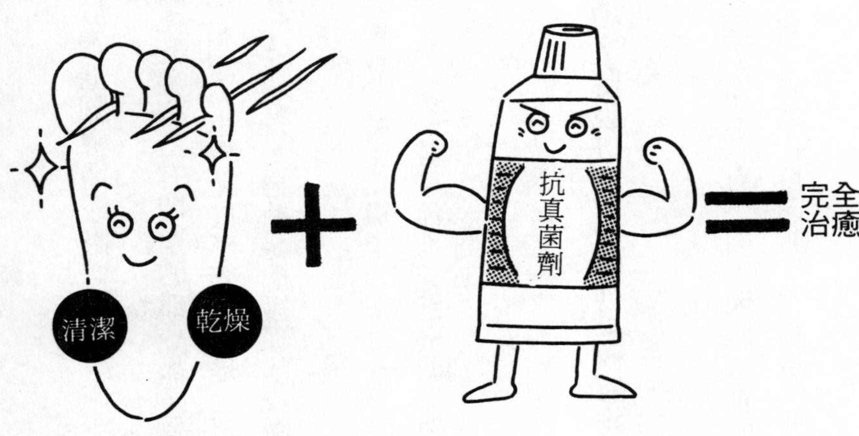

自行護理的重點

在她的身上。這種皮膚的不良條件對於香港腳會造成影響嗎？

這時的肌膚護理包括臉在內的整個皮膚，尤其美容上有問題的部分都必須護理。當然足的皮膚也是身體的一部分，過度疲勞和壓力也會造成影響。但是我認為與香港腳的狀況並沒有直接的關係。在這個狀況下，也許會忽略足的護理或皮膚病的治療，我認為這個影響比較大。

由於肉體過度疲勞，因此不會考慮自己穿什麼樣的鞋子或襪子，或是有時候會引起足的浮腫。這時，趾縫變得狹窄，或是因為穿著太緊的鞋子而造成趾縫間擁擠，這些對於香港腳而言才是最不利的條件。

Q 保持足部清潔的方法

要保持足部的清潔，必須注意哪些事項？聽說以消毒液洗足較能夠迅速痊癒，可以合併藥物一起利用嗎？

最重要的是不要清洗過度。足部的骯髒當然因人而異各有不同，因此，不能一概決定清洗足的次數。可是，以理論而言，如果足部附著白癬菌時，立刻清洗掉就不會造成實際的感染，因此，以這樣的程度清洗足就可以了。我經常指導患者於傍晚清洗足之後，再塗抹外用抗真菌劑。

清洗過度而使足隨時保持潮濕的狀態反而不好。

清洗時用普通肥皂就可以了。消毒液如果為適當的製品，當然具有預防感染及防臭的效果，但是也有引起斑疹的危險性，因此，我不建議各位使用。如果真的想使用，最好和皮膚科醫師商量，選擇適當的消毒液。尤其使用外用抗真菌劑治療足白癬時，可能會引起斑疹，這時主治醫師可能就會判斷為抗真菌劑所引起的副作用。

為了防止足的臭味，還是要和皮膚科醫師商量，可以使用市售的防臭噴霧劑等。

Q 香港腳與肥皂的使用

罹患香港腳時，可以用肥皂清洗患部嗎？有的人說：「可以經常使用」，有的人則說：「盡量避免使用肥皂」，令人感到困擾。

清洗香港腳的病變部時，使用肥皂也無妨。但是必須注意以下事項：

①、只要使用普通洗澡用的肥皂就可以了。必須選擇不會使患部產生刺痛感的肥皂。逆性肥皂或消毒用肥皂或具有特殊用途的肥皂反而會造成刺激，要避免使用。

②、慢慢地、輕輕地清洗、用溫水清洗。如果使用肥皂用力摩擦，反而會損傷皮膚。

③、同樣地，洗完之後也要慢慢地沖洗掉肥皂。

④、不要用力摩擦，只要輕輕地拍乾水分，盡量保持乾燥即可。

遵守以上注意事項，即使使用肥皂也無妨。不要因為太過擔心而不清洗足部，忽略了趾縫的清潔就糟糕了。

Q 罹患香港腳時的鞋子選擇法

罹患香港腳時該如何選擇鞋子？為使足部乾燥，穿著哪一種型態的鞋子較好？此外，也請告知穿法。

首先，①避免通風不良的素材製造的鞋子、②太小的鞋子或是會使足受到壓迫的鞋子都不好。只要遵守這項選擇鞋子的原則，其餘的則按照一般的常識基準而無妨。具體而言，盡可能選擇通氣性較佳的設計。此外，必須減少穿鞋子的時間，保持足的乾燥。

其次，是不要穿太厚的襪子。此外，穿著有鞋帶的鞋子時，不要將鞋帶綁得太

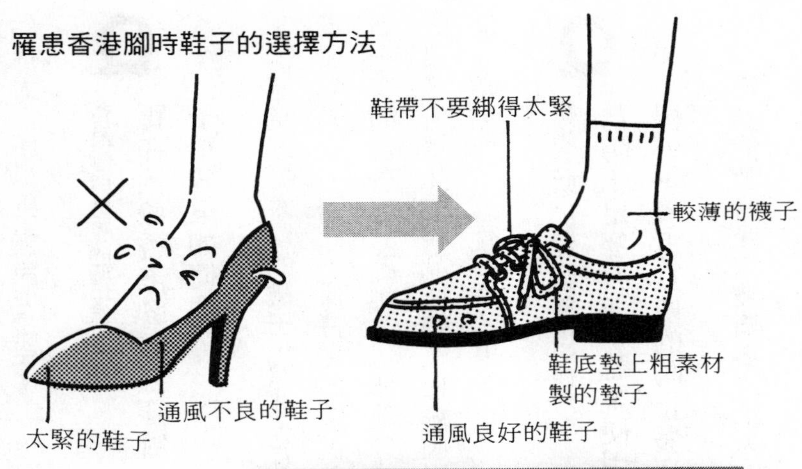

最大的重點＝盡可能脫掉鞋子、保持乾燥

緊。使用較粗的素材做成的鞋墊墊在底部也有用。但是，必須經常更換。

即使努力地挑選鞋子，但是穿鞋的時間太長的人，問題不在於鞋子，而在於穿法。在工廠等暑熱的環境中穿著安全鞋（腳趾部用鐵保護的鞋子）工作的人，或在有空調設備的辦公室中整年穿著鞋子工作的人，就必須注意了。

處於上述不利條件下的人，最重要的就是找機會脫掉鞋子。所以，最好穿著不太緊的鞋子、容易穿脫的鞋子。因為工作而鞋子中容易積存濕氣的人，脫掉鞋子後要同時保持足和鞋內的乾燥。盡可能每天更換幾雙鞋子，使鞋內保持乾燥。

如果共穿鞋子，感染白癬菌的機會當

然很大。所以應盡可能避免。

Q 香港腳與襪子的選擇方法

正在治療香港腳，要穿哪一種襪子呢？最近聽說有對香港腳有效的襪子，效果如何呢？

避免選擇太厚的襪子，除此之外沒有特別需要注意的事項。總之，必須注意「清潔與乾燥」。因此，保持足的清潔並且盡可能勤於更換襪子非常重要。襪子的素材中，有的含有抗真菌劑，這個部分能夠抑制白癬菌，但是對於趾縫間的病變就沒有效果了。這類的製品能夠在白癬菌附著於皮膚時抑制其增殖。但是對於已經形成的足白癬，則不具有治療效果。

Q 粉類及防止發汗噴霧劑的使用

為防止足部發汗，聽說使用幼兒用的粉類有效。可以期待它的效果嗎？另外，最近宣傳的防止發汗噴霧劑的效果如何？

粉類能暫時吸取皮膚表面的水分，由於粉末的覆蓋而使皮膚光滑。但是使用過多時，粉中會含有水分，而殘留在皮膚的表面，造成反效果。因此，一定要充分注意這一點而使用。此外，因所含成分的不同，有時會引起香港腳斑疹，這也是必須考慮的事項。我認為治療足白癬原則上不需要使用粉類。

對於防止發汗的噴霧劑，想法相同。這種噴霧劑能夠防止足部發汗、消除氣味，但是效果是暫時的。同時，必須注意不可以使用過度。

防止香港腳感染到其他部位

Q 為避免香港腳感染到身體其他部位，應該注意哪些事項？除了手足的清潔以外，還有哪些注意事項？

的確，足部感染香港腳時，可能傳染到身體的其他身體部位而造成新的病變。根據我常有的經驗，臉和手部有白癬的患者，實際調查時發現，以前長時間足出現香港腳。是不是防止感染就不會出現新的病變呢？事實上並不是如此。

相關資料顯示，擁有白癬的患者家庭中的地板上出現白癬菌的機率非常高，而這個白癬菌數隨著患者接受治療而急速減少。也就是說，如果身邊有很多白癬菌時，白癬菌附著在新皮膚上的機會就會增加，如果遇到好條件時，就會增殖而形成新的病變。因此，最好的預防方法就是充分治療感染源（原發巢），也就是香港腳。

另外一項注意點，如果患者只有一人，在家庭中即使症狀較輕，也可能製造出其他的香港腳患者。所以，為了完全預防香港腳，其他家人也要和患者一併接受檢查才行。

此外，也要保持手足的清潔，這是因為萬一皮膚表面有白癬菌附著時，保持手足的清潔，就可以遮斷菌定居在皮膚上增殖而形成病變。

Q 香港腳的民間療法效果

五十幾歲的男性。聽說「醋對香港腳有效」、「蘆薈能治療香港腳」。利用過各民間療法。這些民間療法真的有效嗎？請告知分辨的方法。

白癬的症狀是因為白癬菌附著在皮膚而造成皮膚障礙，皮膚為了排除菌而產生的反應。因此，如果白癬菌的數目較少，對皮膚不會造成危害時，就不會出現這種反應。

具體而言，在梅雨期足的溫度和濕度正好適合黴菌的增殖，附著於足的白癬菌增加，增加到某種程度以上時，就會出現足白癬的症狀。

利用藥物治療產生效果時，菌數迅速減少，發炎症狀也抑制之後，由肉眼看起來足白癬好像已經治好了。但是，並沒有完全治好，等到下一次的梅雨期來臨時，又會出現同樣的症狀。因此，足白癬的治療必須包含去除不愉快的症狀以及完全治癒這二種目的在內。

以往外用抗真菌劑開發的歷史，首先是利用存在於自然界的許多物質，然後又研究出多種化合物以及其他生物的抽出物的抗菌活性☆1，後來發現現在市售的抗真菌劑，而製成製品。

這些製品化的抗真菌劑，具有強力的殺白癬菌作用，同時，也要選擇塗抹在皮膚上時不會對皮膚造成不必要的障礙或刺激的物質。也就是說，到目前為止存在於自然界的物質，在這二點上比新的抗真菌劑更差。

事實上，民間療法中的香港腳藥，大都具有抑制菌的增殖、減輕症狀的力量。例如醋就是如此。醋是強酸性液體，將足浸泡在醋中會損傷白癬菌。但是對於存在於皮膚深處的菌就無法發揮作用了。雖然能減輕症狀，但是無法完全治好。也就是說，在香港腳藥物所需要的二個功能中欠缺了一種。

根據我的經驗，民間療法的有效例全都是如此。其中，還有一些因為小水疱型

☆2或趾間型白癬☆3而癢得受不了的人，利用民間療法治療，結果變成角質化型的足白癬☆4，沒有自覺症狀，以為好像治癒了。

但是，我並不是完全否定這些民間療法。總之，白癬症狀消失後過著舒適的社會生活，就算已經達到了香港腳的治療目的了。可是，如果要完全治癒足白癬，使用現在的新外用抗真菌劑，也需要花數個月以上的時間，有耐心地持續治療。

所以，具有穩定作用，而且治療費便宜、能夠抑制症狀的一些民間療法，還是有其存在價值。

可是，必須注意的是，根據我的經驗，實行這些民間療法中，也有菌進入趾甲中而形成甲白癬的例子。如果形成甲白癬，造成趾甲白濁或肥厚等症狀出現時，民間療法就不具有治療的能力了。

如果要嘗試民間療法，首先必須考慮得失的問題。

香港腳與蘆薈汁

聽說蘆薈汁對香港腳有效。的確，蘆薈汁能夠暫時去除香港腳的症狀。但是，治療香港腳，尤其是治療足白癬時，不可能產生好的結果。相反地，由於蘆薈汁的刺激反而會使症狀嚴重。必須充分注意再使用。除了蘆薈以外，還有許多治療香港腳的民間療法存在。

☆1　**抗菌價、抗菌活性、MIC及MCC**　表示藥劑對於細菌或黴菌等微生物的「多少濃度能夠妨礙菌的生長與生存」的數值，稱為抗菌價，而其作用則稱為抗菌活性。通常MIC（Minimum Inhibitory Concentration＝最小靜菌價，能抑制微生物生長的最低濃度），或是MCC（Minimum Cidal Concentration＝最小殺菌價，能使微生物死亡的最低濃度）來表示。單位為mcg/ml（一毫升中的微克數，一微克為一百萬分之一公克）。

☆2　**小水疱型（足白癬）**　足底和腳趾根部出現小水疱型。

☆3　**趾間型（足白癬）**　趾縫泛白泡脹、脫皮型。

☆4　**角質化型足白癬**　也稱為角質增殖型足白癬。原因大都出現在紅色菌，容易合併甲白癬出現。

Q　到海外出差時的香港腳對策

必須到海外出差。我有香港腳的毛病，必須注意哪些事項呢？

現在罹患香港腳或沒有香港腳的人，都必須注意保持足的乾燥。旅行途中因為香港腳惡化而非常困擾的事情時有所聞。

穿著太小的鞋子當然會造成不良影響。必須穿合腳或稍大的鞋子，而且最好準備二雙以上。襪子當然必須配合鞋子而選擇。旅行時在不會形成不禮貌的情況下，盡可能脫下鞋子。在飯店清洗足部時也要充分保持乾燥。

罹患香港腳的人，必須隨身攜帶以往用慣的藥物。如果使用新藥，有可能會引起斑疹。

最近，一天只使用一次的治療足白癬的藥劑上市了，使用上非常方便。旅行時足部悶熱潮濕，如果能夠減少抗真菌劑的使用量，或是隔一天才使用也不要緊，這是為了預防斑疹的作法。

旅行中如果需要藥物，最好由醫院開處方。但是價格昂貴，而且必須花很多時間。可以請求飯店人員前往藥局購買。但是，很難了解藥物的內容，這也是很煩人的事情。如果必須長期旅行或出差時，最好請人由國內送去。當然如果能事先準備妥藥物，是最好的辦法。

香港腳的預防

Q 預防感染家人

二十七歲男性。正在治療香港腳。為了防止感染給家人，應該注意哪些事項？

第一，本人要好好地接受治療。如果不加以治療，則生活周圍會散播菌。因此，一旦接受皮膚科醫生的診察，確認出現病變部時，這時家中已經有人罹患足白癬，可能本人未察覺，所以家人也要一併檢查。

第二，掉落在地上的白癬菌，應避免菌附著在他人身上。也就是說，必須充分打掃地板，保持通風。浴室的墊子必須沖洗乾淨，保持乾燥。此外，不需要使用特殊的肥皂或消毒劑，只要利用日光乾燥就可以了。

第三，不要共穿鞋子。

第四，全家人都必須遵守足的「清潔與乾燥」原則，經常檢查皮膚是否有變化。

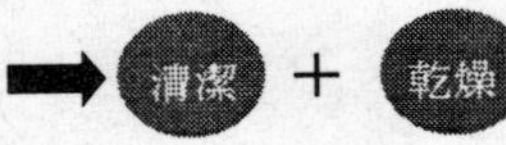

Q 香港腳患者的內衣褲和襪子的清洗

十六歲女性。父親罹患香港腳，擔心會傳染給我。清洗父親的襪子和內衣褲時，可以和家人的一起清洗嗎？

一起洗是不要緊的。你的不安可以算是感覺的不安。但是，就像前一項問題中我的回答一樣，保持普通的洗濯和乾燥就足夠了。其他注意事項和前面的回答一樣。請自行參考。

Q 預防學校感染的注意事項

就讀小學的男孩的母親。近年來兒童香港腳增加了，為避免在學校傳染，應該注意哪些

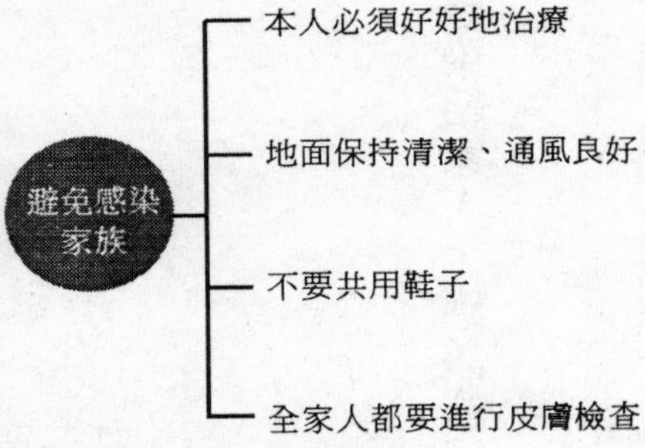

避免感染家族
- 本人必須好好地治療
- 地面保持清潔、通風良好
- 不要共用鞋子
- 全家人都要進行皮膚檢查

家族感染的預防

➡ 清潔 ＋ 乾燥

事項呢？家中沒有人罹患香港腳。

遺憾的是，兒童的香港腳或足白癬的情形到底嚴重到什麼地步，我並沒有正確的資料。但是，由於密閉型的居住環境和空調設備，以及穿鞋子的機會增加等，香港腳發生的頻度因而增高也沒什麼奇怪。

如果同學中有罹患足白癬者，不要和對方穿著同一雙鞋子，回家後必須充分清洗足部，洗淨趾縫間並保持乾燥。只要遵守這些事項就能預防感染了。

Q 在公共場所穿拖鞋等的注意事項

五十幾歲的主婦。知道公共場所和醫院等的拖鞋會造成香港腳感染而感到不安。還是自己帶拖鞋去比較好嗎？外出時應該注意哪些事項呢

醫院內共用的拖鞋的確容易有白癬菌附著，而感染的機率卻非常少。但是，也不能保證感染的可能性是零。所以，如果沒有負擔時，最好自己帶拖鞋前往，比較安全。

此外，在公共場所赤腳或是穿共用鞋子的場所，例如游泳池或體育館等，也會造成白癬菌的污染。前往這些場所後一定要洗淨足部並保持乾燥。

Q 香港腳的院內感染的預防知識
為防止在醫院的治療室或浴室內感染到香港腳，必須注意哪些事項？

我想這應該是從事醫療工作者的問題。必須注意的事項如下：

首先，對於住院的患者，必須翻閱其病歷，確認是否有白癬。此外，也可以將患者介紹到皮膚科聽從診斷及治療法的指示。治療不能光交給患者進行，醫院方面也必須要檢查。尤其是患者未察覺的足白癬更需要注意。

第二，趾縫間有變化的患者的檢查。如果沒有辦法經由皮膚科檢查，則必須經常保持患部的清潔乾燥，並且使用咪唑系等抗菌活性☆1較廣的藥劑治療。關於保持局部的清潔及乾燥的知識，先前談及過，請自行參考。

這時必須注意是否因斑疹的發生而導致病情惡化。地板或墊子等必須隨時保持清潔及乾燥。不要撒藥劑等，否則可能反而會引起斑疹等。總之，每位患者必須要做好自我控制。

Q 容易罹患香港腳的工作場所

十八歲男性。預定到與烹飪有關的工作場所工作。這個工作的職業病據說是香港腳。請告知不會罹患香港腳的方法。

香港腳是在濕氣較多的環境容易形成的疾病。預防方法是清潔與乾燥。不要持續穿濕的鞋子，工作中應盡可能脫掉鞋子，保持足部乾燥。

足部清洗過度也不好。不過，工作結束時必須充分洗淨足部，並保持乾燥。不要讓足一直維持潮濕的狀態。

如果感染足白癬，則可能是因為工作場所的同事中有人罹患了白癬。因此，如果工作場所有香港腳患者，一定要建議對方治癒疾病。

☆1 抗菌價、抗菌活性、MIC及MCC　表示藥劑對於細菌或黴菌等微生物的「多少濃度能夠妨礙菌的生長與生存」的數值，稱為抗菌價，而其作用則稱為抗菌活性。通常MIC（Minimum Inhibitory Concentration＝最小靜菌價，能抑制微生物生長的最低濃度），或是MCC（Minimum Cidal Concentration＝最小殺菌價，能使微生物死亡的最

低濃度）來表示。單位為mcg/ml（一毫升中的微克數，一微克為一百萬分之一公克）。

Q 女性預防香港腳的方法

二十幾歲的ＯＬ。隨著就業女性的增加，聽說女性香港腳患者也增加了。女性應該如何預防香港腳呢？

不論女性或男性，預防方法都相同。總之，一定要注意足的清潔與乾燥。還有一點是，出現症狀後不要覺得難為情，一定要接受皮膚科醫師的診察。

根據我的經驗例，家庭主婦大都是由丈夫那兒感染香港腳。所以，首先必須杜絕感染源。

Q 來自貓狗頑癬感染的危險性

家中飼養貓。聽說最近貓和狗的頑癬增加了。會成為香港腳的原因嗎？

來自寵物感染的香港腳，目前沒有症例。貓、狗的頑癬菌，與人類足白癬的原因菌種類不同。這種菌附著於人類的皮膚，尤其會在臉和手臂出現頑癬，但是不會感染到足。

寵物頑癬的症狀就是脫毛，也就是到處有掉毛的現象。不過，實際問題是，即使沒有這些症狀，寵物也可能感染了白癬菌（健康的帶菌獸）。從這些寵物身上檢出菌需要特殊的技巧，不是一般人可以進行的。要預防頑癬的方法是「不要過於接近寵物」，這一點非常重要。如果懷疑貓狗罹患了頑癬時，一定要和獸醫商量。

Q 為預防香港腳，在職業場所和運動俱樂部可以採用何種方法?

在職業場所和運動俱樂部預防香港腳的方法

如果必須脫掉鞋子踩在地板上時，當然必須注意。但是，大部分的工作場所是全部的人都穿鞋子，所以就沒問題了。

如果不是這種情形，必須注意的是，不要穿共用的鞋子，而且要勤於清掃地面。工作後如果要淋浴或使用浴室時，一定要保持地面及墊子的乾淨。充分沖洗地面及保持乾燥非常重要。

撒殺菌劑等會產生毒性的問題。有些人會因而引起斑疹，所以不建議各位這麼做。

不論處於任何場所，共通的項目就是每個人一定要好好地治療自己的疾病，預防傳染給周遭的人。在運動俱樂部內也必須擁有同樣的預防想法。

Q 在不能脫鞋的工作場所採用的方法

到了公司後，必須一整天穿著鞋子，所以足部悶熱。據說這種情形對於香港腳不好，有沒有什麼好的方法呢？

悶熱的足對於足白癬菌的發育而言，是最好的環境。能脫下鞋子當然最好，但是有些工廠沒有辦法脫鞋，對足而言就是很大的問題。

盡可能選擇不會悶熱的素材所製成的鞋子，休息時盡量脫下鞋子，保持足的乾燥。選擇較寬鬆的鞋子，襪子也盡可能選擇薄的，或是勤換襪子。為了預防足白癬，使用市售的除臭用抗菌劑也有效。

Q 高齡者足的護理

父親是臥病在床的老人。關於足部的護理，必須注意哪些事項？

第一，必須保持清潔與乾燥，第二是避免太乾燥。二個方法看似矛盾，但是二者都很重要。

觀察整個足是否有骯髒潮濕的部分。趾縫尤需留意，如果潮濕泛白泡脹時，就必須注意了。相反地，皮膚也不能過於乾燥。皮膚的某一部分是否較厚較硬呢？

為保持皮膚的清潔與乾燥，首先要清洗。用普通的肥皂也無妨。使用柔軟的刷子清洗，絕對不要用力摩擦。用軟刷子去除污垢之後，再用水沖洗乾淨。然後不要以摩擦的方式，而是輕輕地拍乾水分，充分保持乾燥。尤其是先前檢查時發現潮濕的場所和趾縫間必須充分保持乾燥。

皮膚乾燥而好像出現皮屑的部分，如果放任不管時，會因為發癢而用手抓，因而形成濕疹。這些部分必須塗抹具有保濕作用的乳液。關於製品的選擇，最好和皮膚科醫師商量。

如果部分皮膚較厚而趾縫間潮濕時，最好和皮膚科醫師和護士商量，接受必要的檢查，聽從醫師的指示與說明，確定該使用的藥物。關於足的護理，以下的問題也有探討，可一併參考。

Q 糖尿病患者的足的護理

罹患糖尿病。足的護理注意事項為何？

糖尿病患者最大的問題就是：①皮膚容易乾燥、②知覺遲鈍，容易受傷、③傷口容易化膿等。以下介紹主要的注意事項：

①、盡可能保持腳趾乾燥

不要穿太厚、太緊的鞋子或襪子。一天必須將趾縫張開數次，保持乾燥。或是在趾縫間夾紗布，盡量使其張開。

②、保持足和趾縫的清潔

不需要使用特別的肥皂，但是洗淨之後一定要擦乾水分、保持乾燥。不要使用粉類。

③、足底的護理不可或缺

努力治療足底的龜裂、雞眼等。而且，趾甲不要剪得太深，並且必須注意小外傷等。

④、足不可過於乾燥

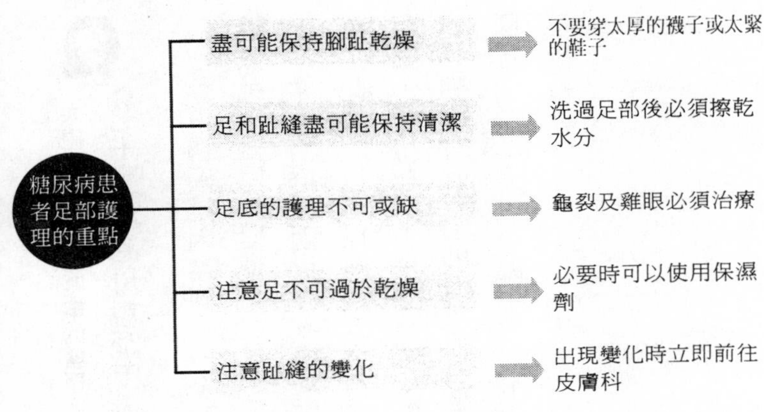

必要時最好和皮膚科醫師或糖尿病的主治醫師商量，使用適當的保濕劑。不可以泡熱水澡、長時間泡澡或清洗過度。

⑤、注意趾縫的變化

趾縫出現變化時，一定要接受皮膚科醫生的診察，如果感染時，一定要接受醫師的檢查及治療的指示。

糖尿病患者的趾縫一旦產生病變時，很難治好。更糟糕的情形是，細菌可能從傷口侵入，甚至會引起危及生命的感染症。

糖尿病是一生的疾病。皮膚的變化可能只是小小的感染，但可能引起嚴重的後果。因此，一定要妥善治療，同時進行護理。

Q 太硬而剪不斷的趾甲的護理

七十二歲的母親趾甲太硬，用普通的剪刀無法剪斷，該怎麼處理？

趾甲過硬是因為到了一定的年齡而造成的。此外，也可能因為趾甲周圍發炎而導致趾甲變厚、變硬。

除了治療原因以外，這種趾甲可利用特殊的指甲剪修剪。可前往醫療器材店購買。此外，也可以前往五金行購買金屬製的銼刀，利用銼刀修短趾甲。關於銼刀的粗細，必須在店中實際確認後再購買。

特殊的情形，可以在趾甲塗抹尿素軟膏，再用塑膠片（食品等的保鮮膜）覆蓋，擱置一～二天，使趾甲泛白泡脹之後，就可以剪斷了。不過，最好和皮膚科醫師商量後再進行。

後記

我研究真菌症——由黴菌所引起的疾病的總稱，已經三十年了。以往在長崎大學皮膚科學教室開設專門門診進行診療，後來移到現在的長崎市民醫院診治更多的患者。在這段期間，自行學習這些疾病的原因菌真菌，為患者找尋更好的治療法，在暗中摸索，歷經了許多錯誤實驗。不過，老實說我對於香港腳（包括足白癬在內的足的一群疾病）的治療成績並不滿意。我手邊的診療記錄（病歷）中，包含了治療↓減輕↓中止↓再發↓再診的許多患者的記錄。

因此，使用新的抗真菌藥治療疾病的同時，也希望能夠減輕患者的時間負擔，進行適當的治療——或是即使患者擁有病原菌，也希望能將影響縮小到最低限度——為了使其過著普遍的社會生活，和患者們一起考慮足的護理方法。這些作法也許各位認為是「逃避」的姿態，但是對於疾病的治療而言卻是必要的。

如本書中所敘述的，最近已開發了一些新的抗真菌藥。這些藥物與以往的藥物相比，抗菌價明顯上升。使用這些藥物治療的長期觀察資料還沒有出現，不過希望能夠減少患者治療上的負擔。若是因此而過著舒適的生活，反而忽略了足的必要護理，也是一種危險。以現在的保險制度、醫療制度而言，大家不重視的香港腳的護理，根本無法撥出充分的時間進行門診診療。

於是保健同人社的江花宣夫建議我為糖尿病患者寫下本書，探討許多患者的問題。非常感謝相關人士給我這個機會。

本書得以順利出版，得到許多人的幫助。包括我的最初的真菌學師父，東京醫科齒科大學名譽教授香川三郎先生、臨時時代的已故溫布爾斯基姆教授、長崎大學醫學部皮膚科學教室、長崎市民醫院，以及國內的許多皮膚科醫師，在此一併致謝。

獻上本書，作為長年來在我的皮膚門診中，很有耐心地接受治療的患者的報告書，也對他們深致謝意。

西本勝太郎

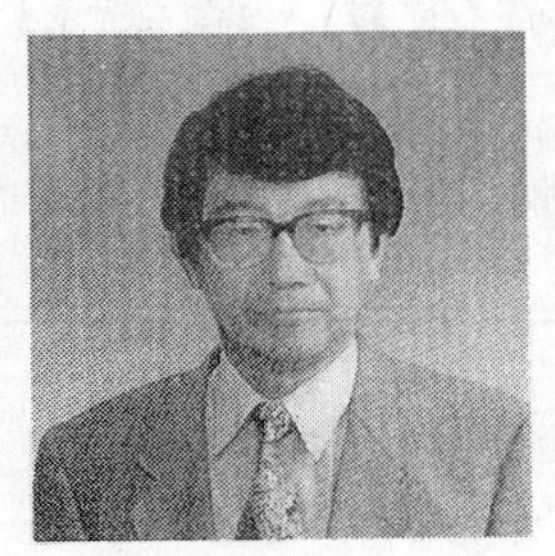

作者介紹：西本勝太郎

出生於長崎縣。1962 年畢業於長崎大學醫學部。1963 年進入皮膚科學教室。後來曾任助手、講師。1971 年擔任同大學醫學部皮膚科助教。1976 年成爲比利時熱帶醫學研究所真菌學部門研究員。後來到了 1980 年爲止，留學三次。1985 年就任長崎市民醫院皮膚科部長，直到現在。

現在，每週三天（星期一、三、五的上午）負責門診工作，一天診治 30～50 名患者。星期四則在長崎大學部附屬醫院的皮膚科進行專門門診。

醫師的專攻，是皮膚病中的黴菌，也就是真菌所引起的疾病及原因菌皮膚絲狀菌和念珠菌等。此外，對於人類接觸的環境中的各種黴菌的分布，及黴菌所引起的皮膚病也深感興趣。

現任日本醫真菌學會理事、日本臨床皮膚科學會理事、日本皮膚科學會評議員、日本研究皮膚科學會評議員。此外，也是ＩＳＨＡＭ（International Society for Human and Animal Mycoses：國際人獸真菌學會）、日本熱帶醫學會的會員。

大展出版社有限公司	圖書目錄
地址：台北市北投區11204 致遠一路二段12巷1號 郵撥： 0166955～1	電話：(02) 8236031 8236033 傳眞：(02) 8272069

• 法律專欄連載 • 電腦編號 58

台大法學院 法律學系／策劃
法律服務社／編著

①別讓您的權利睡著了1　200元
②別讓您的權利睡著了2　200元

• 秘傳占卜系列 • 電腦編號 14

①手相術	淺野八郎著	150元
②人相術	淺野八郎著	150元
③西洋占星術	淺野八郎著	150元
④中國神奇占卜	淺野八郎著	150元
⑤夢判斷	淺野八郎著	150元
⑥前世、來世占卜	淺野八郎著	150元
⑦法國式血型學	淺野八郎著	150元
⑧靈感、符咒學	淺野八郎著	150元
⑨紙牌占卜學	淺野八郎著	150元
⑩ＥＳＰ超能力占卜	淺野八郎著	150元
⑪猶太數的秘術	淺野八郎著	150元
⑫新心理測驗	淺野八郎著	160元
⑬塔羅牌預言秘法	淺野八郎著	200元

• 趣味心理講座 • 電腦編號 15

①性格測驗1	探索男與女	淺野八郎著	140元
②性格測驗2	透視人心奥秘	淺野八郎著	140元
③性格測驗3	發現陌生的自己	淺野八郎著	140元
④性格測驗4	發現你的真面目	淺野八郎著	140元
⑤性格測驗5	讓你們吃驚	淺野八郎著	140元
⑥性格測驗6	洞穿心理盲點	淺野八郎著	140元
⑦性格測驗7	探索對方心理	淺野八郎著	140元
⑧性格測驗8	由吃認識自己	淺野八郎著	160元

⑨性格測驗9　戀愛知多少　淺野八郎著　160元
⑩性格測驗10　由裝扮瞭解人心　淺野八郎著　160元
⑪性格測驗11　敲開內心玄機　淺野八郎著　140元
⑫性格測驗12　透視你的未來　淺野八郎著　160元
⑬血型與你的一生　淺野八郎著　160元
⑭趣味推理遊戲　淺野八郎著　160元
⑮行為語言解析　淺野八郎著　160元

•婦幼天地•電腦編號16

①八萬人減肥成果　黃靜香譯　180元
②三分鐘減肥體操　楊鴻儒譯　150元
③窈窕淑女美髮秘訣　柯素娥譯　130元
④使妳更迷人　成　玉譯　130元
⑤女性的更年期　官舒妍編譯　160元
⑥胎內育兒法　李玉瓊編譯　150元
⑦早產兒袋鼠式護理　唐岱蘭譯　200元
⑧初次懷孕與生產　婦幼天地編譯組　180元
⑨初次育兒12個月　婦幼天地編譯組　180元
⑩斷乳食與幼兒食　婦幼天地編譯組　180元
⑪培養幼兒能力與性向　婦幼天地編譯組　180元
⑫培養幼兒創造力的玩具與遊戲　婦幼天地編譯組　180元
⑬幼兒的症狀與疾病　婦幼天地編譯組　180元
⑭腿部苗條健美法　婦幼天地編譯組　180元
⑮女性腰痛別忽視　婦幼天地編譯組　150元
⑯舒展身心體操術　李玉瓊編譯　130元
⑰三分鐘臉部體操　趙薇妮著　160元
⑱生動的笑容表情術　趙薇妮著　160元
⑲心曠神怡減肥法　川津祐介著　130元
⑳內衣使妳更美麗　陳玄茹譯　130元
㉑瑜伽美姿美容　黃靜香編著　180元
㉒高雅女性裝扮學　陳珮玲譯　180元
㉓蠶糞肌膚美顏法　坂梨秀子著　160元
㉔認識妳的身體　李玉瓊譯　160元
㉕產後恢復苗條體態　居理安•芙萊喬著　200元
㉖正確護髮美容法　山崎伊久江著　180元
㉗安琪拉美姿養生學　安琪拉蘭斯博瑞著　180元
㉘女體性醫學剖析　增田豐著　220元
㉙懷孕與生產剖析　岡部綾子著　180元
㉚斷奶後的健康育兒　東城百合子著　220元
㉛引出孩子幹勁的責罵藝術　多湖輝著　170元

㉜培養孩子獨立的藝術　多湖輝著　170元
㉝子宮肌瘤與卵巢囊腫　陳秀琳編著　180元
㉞下半身減肥法　納他夏・史達賓著　180元
㉟女性自然美容法　吳雅菁編著　180元
㊱再也不發胖　池園悅太郎著　170元
㊲生男生女控制術　中垣勝裕著　220元
㊳使妳的肌膚更亮麗　楊　皓編著　170元
㊴臉部輪廓變美　芝崎義夫著　180元
㊵斑點、皺紋自己治療　高須克彌著　180元
㊶面皰自己治療　伊藤雄康著　180元
㊷隨心所欲瘦身冥想法　原久子著　180元
㊸胎兒革命　鈴木丈織著　180元
㊹NS磁氣平衡法塑造窈窕奇蹟　古屋和江著　180元
㊺享瘦從腳開始　山田陽子著　180元
㊻小改變瘦４公斤　宮本裕子著　180元

・青 春 天 地・電腦編號 17

①A血型與星座　柯素娥編譯　160元
②B血型與星座　柯素娥編譯　160元
③O血型與星座　柯素娥編譯　160元
④AB血型與星座　柯素娥編譯　120元
⑤青春期性教室　呂貴嵐編譯　130元
⑥事半功倍讀書法　王毅希編譯　150元
⑦難解數學破題　宋釗宜編譯　130元
⑧速算解題技巧　宋釗宜編譯　130元
⑨小論文寫作秘訣　林顯茂編譯　120元
⑪中學生野外遊戲　熊谷康編著　120元
⑫恐怖極短篇　柯素娥編譯　130元
⑬恐怖夜話　小毛驢編譯　130元
⑭恐怖幽默短篇　小毛驢編譯　120元
⑮黑色幽默短篇　小毛驢編譯　120元
⑯靈異怪談　小毛驢編譯　130元
⑰錯覺遊戲　小毛驢編譯　130元
⑱整人遊戲　小毛驢編著　150元
⑲有趣的超常識　柯素娥編譯　130元
⑳哦！原來如此　林慶旺編譯　130元
㉑趣味競賽100種　劉名揚編譯　120元
㉒數學謎題入門　宋釗宜編譯　150元
㉓數學謎題解析　宋釗宜編譯　150元
㉔透視男女心理　林慶旺編譯　120元

㉕少女情懷的自白	李桂蘭編譯	120元
㉖由兄弟姊妹看命運	李玉瓊編譯	130元
㉗趣味的科學魔術	林慶旺編譯	150元
㉘趣味的心理實驗室	李燕玲編譯	150元
㉙愛與性心理測驗	小毛驢編譯	130元
㉚刑案推理解謎	小毛驢編譯	130元
㉛偵探常識推理	小毛驢編譯	130元
㉜偵探常識解謎	小毛驢編譯	130元
㉝偵探推理遊戲	小毛驢編譯	130元
㉞趣味的超魔術	廖玉山編著	150元
㉟趣味的珍奇發明	柯素娥編著	150元
㊱登山用具與技巧	陳瑞菊編著	150元

•健 康 天 地•電腦編號 18

①壓力的預防與治療	柯素娥編譯	130元
②超科學氣的魔力	柯素娥編譯	130元
③尿療法治病的神奇	中尾良一著	130元
④鐵證如山的尿療法奇蹟	廖玉山譯	120元
⑤一日斷食健康法	葉慈容編譯	150元
⑥胃部強健法	陳炳崑譯	120元
⑦癌症早期檢查法	廖松濤譯	160元
⑧老人痴呆症防止法	柯素娥編譯	130元
⑨松葉汁健康飲料	陳麗芬編譯	130元
⑩揉肚臍健康法	永井秋夫著	150元
⑪過勞死、猝死的預防	卓秀貞編譯	130元
⑫高血壓治療與飲食	藤山順豐著	150元
⑬老人看護指南	柯素娥編譯	150元
⑭美容外科淺談	楊啟宏著	150元
⑮美容外科新境界	楊啟宏著	150元
⑯鹽是天然的醫生	西英司郎著	140元
⑰年輕十歲不是夢	梁瑞麟譯	200元
⑱茶料理治百病	桑野和民著	180元
⑲綠茶治病寶典	桑野和民著	150元
⑳杜仲茶養顏減肥法	西田博著	150元
㉑蜂膠驚人療效	瀨長良三郎著	180元
㉒蜂膠治百病	瀨長良三郎著	180元
㉓醫藥與生活	鄭炳全著	180元
㉔鈣長生寶典	落合敏著	180元
㉕大蒜長生寶典	木下繁太郎著	160元
㉖居家自我健康檢查	石川恭三著	160元

㉗永恒的健康人生	李秀鈴譯	200元
㉘大豆卵磷脂長生寶典	劉雪卿譯	150元
㉙芳香療法	梁艾琳譯	160元
㉚醋長生寶典	柯素娥譯	180元
㉛從星座透視健康	席拉・吉蒂斯著	180元
㉜愉悅自在保健學	野本二士夫著	160元
㉝裸睡健康法	丸山淳士等著	160元
㉞糖尿病預防與治療	藤田順豐著	180元
㉟維他命長生寶典	菅原明子著	180元
㊱維他命C新效果	鐘文訓編	150元
㊲手、腳病理按摩	堤芳朗著	160元
㊳AIDS瞭解與預防	彼得塔歇爾著	180元
㊴甲殼質殼聚糖健康法	沈永嘉譯	160元
㊵神經痛預防與治療	木下眞男著	160元
㊶室內身體鍛鍊法	陳炳崑編著	160元
㊷吃出健康藥膳	劉大器編著	180元
㊸自我指壓術	蘇燕謀編著	160元
㊹紅蘿蔔汁斷食療法	李玉瓊編著	150元
㊺洗心術健康秘法	竺翠萍編譯	170元
㊻枇杷葉健康療法	柯素娥編譯	180元
㊼抗衰血癒	楊啟宏著	180元
㊽與癌搏鬥記	逸見政孝著	180元
㊾冬蟲夏草長生寶典	高橋義博著	170元
㊿痔瘡・大腸疾病先端療法	宮島伸宜著	180元
51膠布治癒頑固慢性病	加瀨建造著	180元
52芝麻神奇健康法	小林貞作著	170元
53香煙能防止癡呆？	高田明和著	180元
54穀菜食治癌療法	佐藤成志著	180元
55貼藥健康法	松原英多著	180元
56克服癌症調和道呼吸法	帶津良一著	180元
57Ｂ型肝炎預防與治療	野村喜重郎著	180元
58青春永駐養生導引術	早島正雄著	180元
59改變呼吸法創造健康	原久子著	180元
60荷爾蒙平衡養生秘訣	出村博著	180元
61水美肌健康法	井戶勝富著	170元
62認識食物掌握健康	廖梅珠編著	170元
63痛風劇痛消除法	鈴木吉彥著	180元
64酸莖菌驚人療效	上田明彥著	180元
65大豆卵磷脂治現代病	神津健一著	200元
66時辰療法——危險時刻凌晨４時	呂建強等著	180元
67自然治癒力提升法	帶津良一著	180元

⑱巧妙的氣保健法	藤平墨子著	180元
⑲治癒C型肝炎	熊田博光著	180元
⑳肝臟病預防與治療	劉名揚編著	180元
㉑腰痛平衡療法	荒井政信著	180元
㉒根治多汗症、狐臭	稻葉益巳著	220元
㉓40歲以後的骨質疏鬆症	沈永嘉譯	180元
㉔認識中藥	松下一成著	180元
㉕認識氣的科學	佐佐木茂美著	180元
㉖我戰勝了癌症	安田伸著	180元
㉗斑點是身心的危險信號	中野進著	180元
㉘艾波拉病毒大震撼	玉川重德著	180元
㉙重新還我黑髮	桑名隆一郎著	180元
㊵身體節律與健康	林博史著	180元
㊶生薑治萬病	石原結實著	180元
㊷靈芝治百病	陳瑞東著	180元
㊸木炭驚人的威力	大槻彰著	200元
㊹認識活性氧	井土貴司著	180元
㊺深海鮫治百病	廖玉山編著	180元
㊻神奇的蜂王乳	井上丹治著	180元

・實用女性學講座・電腦編號 19

①解讀女性內心世界	島田一男著	150元
②塑造成熟的女性	島田一男著	150元
③女性整體裝扮學	黃靜香編著	180元
④女性應對禮儀	黃靜香編著	180元
⑤女性婚前必修	小野十傳著	200元
⑥徹底瞭解女人	田口二州著	180元
⑦拆穿女性謊言88招	島田一男著	200元
⑧解讀女人心	島田一男著	200元
⑨俘獲女性絕招	志賀貢著	200元

・校 園 系 列・電腦編號 20

①讀書集中術	多湖輝著	150元
②應考的訣竅	多湖輝著	150元
③輕鬆讀書贏得聯考	多湖輝著	150元
④讀書記憶秘訣	多湖輝著	150元
⑤視力恢復！超速讀術	江錦雲譯	180元
⑥讀書36計	黃柏松編著	180元
⑦驚人的速讀術	鐘文訓編著	170元

⑧學生課業輔導良方	多湖輝著	180元
⑨超速讀超記憶法	廖松濤編著	180元
⑩速算解題技巧	宋釗宜編著	200元
⑪看圖學英文	陳炳崑編著	200元

•實用心理學講座•電腦編號 21

①拆穿欺騙伎倆	多湖輝著	140元
②創造好構想	多湖輝著	140元
③面對面心理術	多湖輝著	160元
④僞裝心理術	多湖輝著	140元
⑤透視人性弱點	多湖輝著	140元
⑥自我表現術	多湖輝著	180元
⑦不可思議的人性心理	多湖輝著	180元
⑧催眠術入門	多湖輝著	150元
⑨責罵部屬的藝術	多湖輝著	150元
⑩精神力	多湖輝著	150元
⑪厚黑說服術	多湖輝著	150元
⑫集中力	多湖輝著	150元
⑬構想力	多湖輝著	150元
⑭深層心理術	多湖輝著	160元
⑮深層語言術	多湖輝著	160元
⑯深層說服術	多湖輝著	180元
⑰掌握潛在心理	多湖輝著	160元
⑱洞悉心理陷阱	多湖輝著	180元
⑲解讀金錢心理	多湖輝著	180元
⑳拆穿語言圈套	多湖輝著	180元
㉑語言的內心玄機	多湖輝著	180元
㉒積極力	多湖輝著	180元

•超現實心理講座•電腦編號 22

①超意識覺醒法	詹蔚芬編譯	130元
②護摩秘法與人生	劉名揚編譯	130元
③秘法！超級仙術入門	陸　明譯	150元
④給地球人的訊息	柯素娥編著	150元
⑤密教的神通力	劉名揚編著	130元
⑥神秘奇妙的世界	平川陽一著	180元
⑦地球文明的超革命	吳秋嬌譯	200元
⑧力量石的秘密	吳秋嬌譯	180元
⑨超能力的靈異世界	馬小莉譯	200元

⑩逃離地球毀滅的命運　吳秋嬌譯　200元
⑪宇宙與地球終結之謎　南山宏著　200元
⑫驚世奇功揭秘　傅起鳳著　200元
⑬啟發身心潛力心象訓練法　栗田昌裕著　180元
⑭仙道術遁甲法　高藤聰一郎著　220元
⑮神通力的秘密　中岡俊哉著　180元
⑯仙人成仙術　高藤聰一郎著　200元
⑰仙道符咒氣功法　高藤聰一郎著　220元
⑱仙道風水術尋龍法　高藤聰一郎著　200元
⑲仙道奇蹟超幻像　高藤聰一郎著　200元
⑳仙道鍊金術房中法　高藤聰一郎著　200元
㉑奇蹟超醫療治癒難病　深野一幸著　220元
㉒揭開月球的神秘力量　超科學研究會　180元
㉓西藏密教奧義　高藤聰一郎著　250元
㉔改變你的夢術入門　高藤聰一郎著　250元

•養 生 保 健• 電腦編號 23

①醫療養生氣功　黃孝寬著　250元
②中國氣功圖譜　余功保著　230元
③少林醫療氣功精粹　井玉蘭著　250元
④龍形實用氣功　吳大才等著　220元
⑤魚戲增視強身氣功　宮　嬰著　220元
⑥嚴新氣功　前新培金著　250元
⑦道家玄牝氣功　張　章著　200元
⑧仙家秘傳袪病功　李遠國著　160元
⑨少林十大健身功　秦慶豐著　180元
⑩中國自控氣功　張明武著　250元
⑪醫療防癌氣功　黃孝寬著　250元
⑫醫療強身氣功　黃孝寬著　250元
⑬醫療點穴氣功　黃孝寬著　250元
⑭中國八卦如意功　趙維漢著　180元
⑮正宗馬禮堂養氣功　馬禮堂著　420元
⑯秘傳道家筋經內丹功　王慶餘著　280元
⑰三元開慧功　辛桂林著　250元
⑱防癌治癌新氣功　郭　林著　180元
⑲禪定與佛家氣功修煉　劉天君著　200元
⑳顛倒之術　梅自強著　360元
㉑簡明氣功辭典　吳家駿編　360元
㉒八卦三合功　張全亮著　230元
㉓朱砂掌健身養生功　楊　永著　250元

國家圖書館出版品預行編目資料

香港腳預防與治療／西本勝太郎著，劉小惠編譯
——初版——臺北市，大展，民 87
面；21 公分——（家庭醫學保健；28）
譯自：みずむし
ISBN 957-557-803-1 (平裝)
1. 皮膚一疾病
415.7　　87002420

Originally published in Japan in 1996 by HOKENDOJINSHA INC.
Chinese translation rights arranged through TOHAN CORPORATION, TOKYO
And KEIO Cultural Enterprise CO., LTD

版權仲介／京王文化事業有限公司

香港腳預防與治療

ISBN 957-557-803-1

原著者／西本勝太郎
編譯者／劉 小 惠
發行人／蔡 森 明
出版者／大展出版社有限公司
社　址／台北市北投區（石牌）致遠一路二段 12 巷 1 號
電　話／(02) 28236031・28236033
傳　真／(02) 28272069
郵政劃撥／0166955—1
登記證／局版臺業字第 2171 號
承印者／國順圖書印刷公司
裝　訂／嶸興裝訂有限公司
排版者／千兵企業有限公司
電　話／(02) 28812643
初版1刷／1998 年（民 87 年）3 月

定　價／250 元

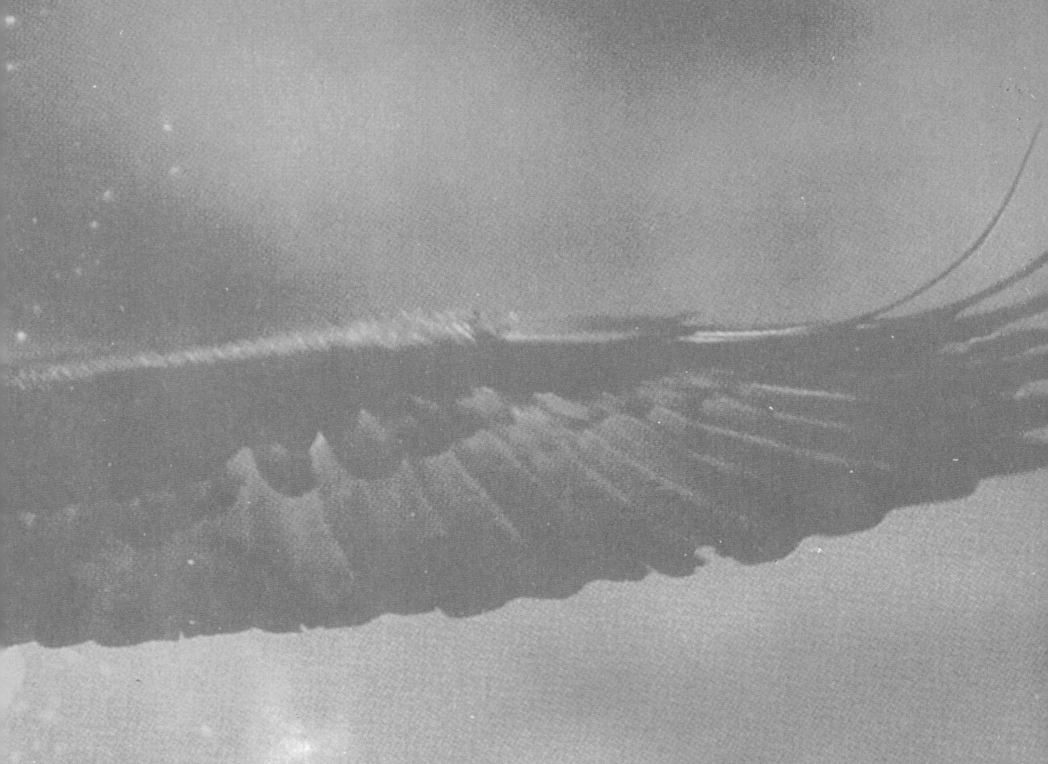